NOUVELLE

THÉRAPEUTIQUE

DES FIÈVRES INTERMITTENTES,

EXPOSÉE

DANS TROIS MÉMOIRES

QUI TRAITENT:

1°. D'un nouveau fébrifuge propre à remplacer le quinquina dans la curation des fièvres intermittentes;

2°. De l'utilité des Sinapismes contre les fièvres intermittentes anciennes, particulièrement contre les fièvres quartes qui ont résisté au quinquina.

3°. Des Céphalalgies périodiques déterminées par l'insolation, et de leur analogie avec les fièvres intermittentes.

PAR M. AUDOUARD,

Médecin ordinaire de l'Armée d'observation de l'Elbe. ex-Médecin en chef des Hôpitaux militaires de l'Istrie, de Venise, de Rome (armée d'Italie), de Figuères et de Gironne (armée d'Espagne), membre de la société de médecine-pratique de Montpellier, et de plusieurs autres sociétés de médecine et littéraires, ancien pharmacien des armées, etc.

PARIS,

Chez AUGUSTIN MÉQUIGNON l'aîné, fils, Libraire, rue de l'Ecole de Médecine, n°. 9.

DE L'IMPRIMERIE DE TESTU.

1812.

AVANT-PROPOS.

J'AVAIS formé le dessein de profiter de mon passage à Paris, pour publier les topographies médicales que j'ai faites de Venise, de Rome et de Gironne, pays qui méritent une attention particulière, non-seulement par eux-mêmes, mais encore par les maladies meurtrières qui y règnent tous les ans. J'étais fondé à croire qu'un travail de cette nature tournerait directement à l'utilité des armées, en éclairant les médecins sur le caractère de ces maladies, lorsqu'une considération m'a décidé à en retarder la publication. Cette considération est tirée de la nécessité, dans laquelle j'ai cru me trouver, de faire connaître, par des observations qui me fussent particulières, et que je regardais comme le complément nécessaire à mon sujet, les divers degrés d'influence des climats sur les hommes de différentes nations : mais il me manquait de pouvoir indiquer le caractère des maladies chez les Français, appelés à vivre sous l'âpre climat du Nord (1). La nouvelle destination qui vient de m'être donnée, pour ce pays, va m'en fournir l'occasion et les moyens.

(1) Au commencement de l'an 1806, j'eus à traiter les militaires d'une division française, qui, sous les ordres

On pourrait même faire, en ce genre, un travail complet, si les médecins militaires s'entendaient pour y concourir; et l'on parviendrait à former une topographie médicale générale non moins utile aux armées que les topographies locales, qui facilitent la marche des troupes, et en assurent le succès. Les deux ouvrages qui ont été publiés sur la campagne d'Égypte ; l'un, par M. le baron Desgenettes (1), inspecteur général du service de santé; et l'autre par son collègue M. le

---

de M. le général comte Seras, occupait l'Istrie ; de là je fus appelé à l'hôpital de Venise, où je pratiquai jusqu'au mois de mai 1807 ; la garnison de cette ville était française. Ensuite, je me rendis à l'hôpital de Rome où j'eus à traiter, en 1807. les malades du régiment d'Isembourg composé d'allemands. En 1808, une division commandée par M. le général comte Miollis, nous donna beaucoup de malades; cette division était toute française. Après avoir rempli ces trois destinations en Italie, je dus me rendre en Espagne, où, dans la province de Catalogne, j'ai vu des régimens français, italiens, napolitains, westphaliens, suisses, saxons, wurtzbourgeois, et des princes de la confédération du Rhin. Les maladies n'ont pas affligé également les corps de cette armée, car on a remarqué que les régimens allemands ont perdu beaucoup plus d'hommes dans les hôpitaux. que les français ou que les italiens.

(1) W. Histoire médicale de l'armée d'Orient, Paris, 1802.

baron Larrey (1), prouvent l'importance d'un tel travail, et doivent servir de modèle.

Obligé de renoncer au projet que j'avais formé, je pourrai néanmoins présenter des moyens dont l'utilité médicale peut être commune à tous les lieux et à tous les âges, et qui promettant une guérison facile, seront précieux pour l'homme, qui, par son état de fortune, ne peut point faire les sacrifices qu'exige l'achat des remèdes.

Mon but, en servant la société en général, a été aussi de proposer des traitemens efficaces et économiques contre les affections morbides qui affligent les armées, d'éviter les erreurs ou les infidélités auxquelles la cherté de certains remèdes peut donner lieu, et sur-tout d'épargner aux malades le dégoût qu'inspire le quinquina.

J'ai pris pour sujet les fièvres intermittentes, dont je traiterai dans deux Mémoires : l'un destiné aux fièvres intermittentes ordinaires ou récentes, l'autre à ces mêmes maladies, prolongées pendant long-temps, et qui ont méconnu l'action de l'écorce du Pérou.

Possesseur d'un grand nombre d'observations sur différens fébrifuges indigènes,

(1) W. Relation historique et chirurgicale de l'armée d'Orient, etc. Paris, 1803.

je voulais les réunir toutes pour n'en former qu'un même travail : alors j'aurais rapporté celles que j'ai faites, dans les hôpitaux de Perpignan, avec l'écorce de cerisier sauvage, et avec celle de saule blanc ; expériences qui ont été répétées, par plusieurs de mes confrères, dans ces mêmes hôpitaux. J'aurais rapporté aussi celles qui me démontrèrent, en Italie, que l'écorce des racines du frêne, associée à celles dont nous venons de parler, augmentait leurs vertus fébrifuges ; et je n'aurais pas négligé de dire un mot sur ce que le docteur Valli et moi avons obtenu, à l'hôpital de Venise, de la gélatine, du sumac et de l'écorce de marronier, donnés contre les fièvres d'accès ; mais aucun de ces moyens ne m'ayant paru aussi efficace qu'un nouveau fébrifuge dont j'indiquerai la composition, j'ai cru plus convenable de limiter mon travail à ce qui peut être dit de ce dernier ; et comme il fait la base du traitement des fièvres intermittentes primitives et essentielles, je placerai le mémoire dont il est le sujet, avant celui où il sera question de ces mêmes maladies surnommées *chroniques*.

Il y a plusieurs années que j'expérimentai en Italie l'effet des sinapismes contre ces dernières, persuadé qu'elles n'étaient plus que des habitudes pathologiques qu'il fallait changer par des moyens perturbateurs ; je ne fus point trompé dans mes conjectures. J'ai répété ces mêmes expériences en Espagne; et le succès ayant couronné mes tentatives, j'ai pris la plume pour en donner connaissance au public, par un Mémoire qui sera le second dans ce volume.

Le nouveau febrifuge que je ferai connaître est composé de trois remèdes héroïques, extraits naturels tirés du règne végétal, et dont les principaux nous sont apportés du Levant. Les plantes qui les produisent ont été naturalisées déjà en France et en Espagne, et il y a peu d'années que l'un de ces remèdes était un objet de commerce pour les habitans du pays où était autrefois Sagonte. Ce sol recommandable par d'anciens souvenirs, et plus encore par l'éclat qu'il reçoit de la présence des armées françaises qui viennent d'en faire la conquête, s'ouvrira pour faire croître la canne à sucre à côté de la plante fébrifuge, et pour donner d'autres produits non moins utiles qu'il fournissait autrefois.

Ce fébrifuge qui agit sous un très-petit volume, est administré plus commodément que le quinquina dont il réunit les propriétés.

On voit reparaître de temps en temps cette question, y a-t-il des fièvres intermittentes limitées à quelque partie du corps ? et l'on n'y a pas encore répondu d'une manière satisfaisante. Dans la vue de fournir, à ceux qui s'en occupent, des moyens d'en démontrer l'affirmative, je donnerai un troisième mémoire sur les céphalalgies périodiques, maladies que je considère comme des pyrexies partielles. Lorsque j'ai eu à les traiter, je ne connaissais pas le nouveau fébrifuge dont je viens de parler, et qui, je crois, servira utilement à les combattre, car je démontrerai leur analogie avec les fièvres intermittentes.

Me proposant d'écrire séparément sur ces trois genres de pyrexies, et voulant réunir en un seul volume les trois mémoires qui leur seront consacrés, j'ai dû leur donner un titre commun. Tel est celui de *nouvelle Thérapeutique*, etc., que j'ai adopté, moins dans l'intention d'annoncer un travail complet sur les fièvres intermittentes, que des vues nouvelles sur leur traitement.

MÉMOIRE

MÉMOIRE

SUR

L'utilité des sinapismes contre les fièvres intermittentes anciennes, particulièrement contre les fièvres quartes qui ont résisté au quinquina.

PAR M. AUDOUARD,

Médecin des armées de S. M. L'EMPEREUR ET ROI.

In ipso insultu paroxismi..... indicatio curativa est unica, scilicet ut expansio spirituum justa atque debita conservetur; ità ut spiritus à vi veneni lethiferâ, quamprimum liberentur, et tota Machina à funestis incendii intestini symptomatis, immunis servetur.

MORTONI PYRETOLOG. EXERCITATIO I, CAP. VI.

JE me propose de faire connaître l'utilité des sinapismes contre les fièvres intermittentes anciennes. L'observation prêtera à cet écrit toute la vérité dont elle est capable; et la théorie par laquelle je tâcherai d'expliquer comment les sinapismes peuvent mettre fin à une fièvre intermittente opiniâtre, éloignée de l'esprit de système, tirera ses preuves de l'observation même, qui est la seule source où les médecins doivent puiser lorsqu'ils se proposent d'étendre le domaine de la science et de servir l'humanité.

Il est fait mention dans quelques auteurs des vertus que les topiques rubéfians possèdent contre les fièvres intermittentes. Mais ces moyens ont été abandonnés; on n'en parle plus qu'avec indifférence, ou même on en blâme l'usage, et ils restent classés dans la foule des remèdes populaires, que les médecins ne tolèrent qu'autant qu'ils ne veulent pas contrarier la crédulité de leurs malades. Cependant on ne peut douter que la plupart des remèdes populaires, forts des suffrages de plusieurs siècles, ne doivent leur réputation aux bons effets qu'ils ont produits; ce qui devrait leur attirer l'attention des hommes qui se consacrent à l'art de guérir. Tout ce qui peut secourir l'homme dans ses maux, est du domaine de la médecine. Hyppocrate lui-même n'a pas dédaigné de connaître les recettes répandues dans le vulgaire, et, à dire vrai, avant lui, elles seules constituaient la médecine qui n'était, à proprement parler, que l'art des empyriques. Entre ses mains, elles sont devenues comme la pierre que le hasard conduit dans l'atelier de l'artiste dont le génie peut lui donner les formes les plus agréables, et en faire le monument que la postérité attend pour immortaliser la main qui le forma.

A l'appui de ces considérations, j'ai interrogé ces cas extraordinaires, où une impression morale a pu changer l'habitude qu'a le physique de se troubler à des jours et à des heures fixes, comme dans les fièvres intermittentes; j'ai vu ces maladies guéries, après un jour de débauche, par une indigestion, ou après un exercice insolite. J'ai réfléchi sur le pouvoir des amulettes dont use le peuple. J'ai arrêté mon attention sur ce qui nous est rapporté du Consul romain Q. F. Maximus, qui, ayant engagé un combat contre les Allobroges, au moment où il devait avoir un accès de fièvre, non-seulement n'éprouva pas cet accès, mais même fut délivré d'une fièvre quarte ancienne. Enfin j'ai cherché à me rendre raison du caprice de ces fièvres, et je n'ai pu me dire rien de plus probable que cette proposition; savoir, que dans ces guérisons, qui paraissent singulières, le système nerveux reçoit une impression assez forte pour changer ses sensations habituelles. Ce système, en qui réside la faculté du mouvement, qui éprouve et indique nos besoins, reçoit aussi de l'habitude que nous lui donnons, des lois qu'il nous est très-difficile d'enfreindre par la suite, sans qu'il en marque sa souffrance. C'est ainsi que pour tous les appétits, il nous rappelle l'heure à laquelle nous avons coutume de les satisfaire, par une sorte de douleur et d'anxiété que chez les animaux on appelerait *instinct*, et qui chez l'homme, dont nous pouvons analyser les sensations, n'est que le pouvoir de l'habitude.

Dans la plupart des fièvres intermittentes anciennes, le paroxisme dépend moins de l'essence de la fièvre que de l'habitude qu'a contractée le système nerveux de répéter la sensation pathologique dont le mode naturel est d'être périodique. Or, c'est cette habitude qu'il faut rompre. Le moyen d'y parvenir peut être une émotion ou une passion fortement excitée; mais il n'est pas toujours facile, ni même prudent de la produire, et de la porter au degré de force nécessaire pour opérer la guérison.

Aussi, avec plus d'espoir de succès, ai-je cherché à déterminer sur le physique une forte irritation qui balançât et détruisît même la force avec laquelle le système nerveux réagit dans le corps au moment de l'accès. A cet effet, j'ai choisi les sinapismes, sans croire qu'ils méritent exclusivement la préférence ; mais ils ont rempli mon but, et je les propose aujourd'hui, renvoyant à d'autres temps le soin de leur trouver des succédanées.

Appeler l'attention des médecins sur les fièvres intermittentes, ne paraîtra-t-il pas, aux yeux du plus grand nombre des lecteurs une entreprise plus propre à piquer la curiosité qu'à fournir des idées utiles à l'art de guérir ? Et après tout ce qui a été écrit sur ces fièvres, ne semble-t-il pas que l'on a dû épuiser tout ce qu'il est possible d'en dire ? Mais telle est la marche de l'esprit humain, que, se fondant sur des aperçus qui lui paraîssent importans, il se croit autorisé à renverser des théories accréditées. Beaucoup de médecins ont parcouru cette lice, et y ont brillé d'un éclat passager. Dois-je me promettre un meilleur sort ? Ce doute arrêterait ma plume, si je ne me sentais bien plus animé du désir d'être utile aux autres, que de travailler à ma réputation. Qui pourrait douter que l'utilité publique est le seul but que je me propose, s'il considère que les maladies qui sont l'objet de cet écrit, sont aussi celles qui attaquent le plus grand nombre d'individus ; et qui, à mesure que les siècles se succèdent, semblent acquérir, dans quelques pays, une résidence toujours plus fatale à l'humanité?

C'est après avoir exercé dans la Lombardie, sur l'une et l'autre rive de la mer Adriatique, et dans la merveilleuse ville de Venise; c'est après un long séjour dans les lieux où Lancisi a pris les matériaux de ses immortels ouvrages, après avoir étudié au milieu des ruines de l'ancienne Rome, les produits morbifiques de son site, et après avoir quitté l'Italie pour me rendre en Espagne, où j'ai eu à traiter des milliers de fièvres intermittentes, que j'entreprends de parler de ces maladies. Sans prétendre réformer les opinions dont elles ont été l'objet, ni ce qui a été dit de plus ou moins vraisemblable sur leur nature, je tâcherai de tirer quelques inductions de l'effet du traitement que j'aurai employé, et de poser quelques propositions nouvelles sur une espèce de fièvres intermittentes. Je crois pouvoir avancer que ce que j'en dirai, s'éloigne beaucoup de l'esprit d'hypothèse, et n'est que l'observation pratique raisonnée sans prévention. J'ai cherché à restreindre le sujet que je traite, quoique j'en connaisse toute l'étendue. Si je n'avais consulté que mes moyens, j'aurais abandonné l'entreprise; mais, riche de beaucoup d'observations sur les fièvres intermittentes, m'étant appliqué à varier contre elles les moyens curatifs, et le plus souvent heureux dans mes tentatives, j'ai cru faire quelque chose d'agréable à mes confrères en leur communiquant les résultats de ma pratique. Je paye à la science et à l'humanité le tribut qu'elles sont en droit d'attendre de moi.

Les fièvres intermittentes que l'on pourrait rapporter à une cause générale, n'ont pas toujours la même intensité. Au moment où elles attaquent l'homme, elles diffèrent selon les saisons et les tempéramens, et même selon les lieux. Lorsqu'elles sont anciennes, elles dépendent moins de la constitution régnante que des complications, d'un traitement mal dirigé, ou d'une habitude morbifique.

Au printemps elles sont inflammatoires; en été et en automne, bilieuses; en hiver, pituiteuses ou lymphatiques.

Selon les tempéramens, elles trouvent une plus grande disposition au printemps chez les sujets pléthoriques, chez les bilieux en été, chez les pituiteux en hiver.

Mais les sites apportent une différence très-grande dans l'énergie de ces fièvres; selon eux, elles seront simples et faciles à guérir, plus graves et plus opiniâtres dans d'autres pays; enfin nous trouverions des contrées malheureuses où elles se revêtent du caractère pernicieux, et causent promptement la mort.

Il n'est pas permis d'assurer que ces fièvres passées à l'état chronique tiennent encore quelque chose de la constitution régnante; car il est difficile de dire à cet égard quelque chose de positif. Mais elles diffèrent par leurs complications, ou sont symptomatiques, et contractent des associations avec des maladies antérieures à leur invasion, ou acquises postérieurement.

Elles diffèrent encore à cause du traitement qui a été fait, parce que l'administration des remèdes intempestive, trop retardée, ou mal dirigée, donne à ces fièvres un caractère de rébellion qu'il est difficile de vaincre par la suite.

Je suis persuadé que ces fièvres s'identifient tellement avec la constitution des individus ; qu'elles deviennent habitude chez eux. Cette assertion que je ne fais qu'énoncer, recevra plus tard un plus grand développement.

Je distinguerai les fièvres intermittentes d'après leur durée, et non point d'après leurs types, ainsi qu'on l'a fait jusqu'à ce jour, ce qui a conduit à considérer, sans nécessité, une multitude d'espèces. Je proposerai, au contraire, de diviser ces fièvres en deux ordres seulement, selon la méthode admise pour toutes les maladies, c'est-à-dire en aiguës et en chroniques. Par là, je trouve ces dernières, dont je me suis proposé de traiter, naturellement séparées de celles qui, pour le moment, ne fixeront pas mon attention, savoir les aiguës.

Avant d'emprunter de la théorie les moyens de persuader mes lecteurs, je rapporterai quelques observations pratiques. Je regrète de ne pouvoir donner celles que j'ai faites dans les hôpitaux de Venise et de

Rome, où je fis les premières expériences de l'usage des sinapismes. Le manuscrit auquel je les avais confiées, m'a été enlevé. J'ai été obligé d'en faire de nouvelles, ce qui a retardé la publication de ce travail que, dès l'an 1808, j'avais promis de donner au public (1).

Première Observation.

Fièvre quarte ancienne, guérie à l'hôpital militaire de Perpignan, pendant le mois de mars 1809.

Raphael Tel, âgé de 20 ans, natif de Naples, soldat au 2e. régiment napolitain, se rendait de Naples à Mantoue dans le mois de décembre 1807, faisant partie d'un détachement qui joignait son régiment.

A peine fut-il sorti du royaume de Naples, et arrivé à Velletri, qu'il éprouva un accès de fièvre qu'il attribuait à une quantité d'eau qu'il avait bue à Terracine, près des marais Pontins. Il poussa sa route jusqu'à

(1) Voyez mon *Traité de l'Empyème*, publié à Paris en 1808, 1 vol. *in*-8.

Rome, où il entra dans notre hôpital. Sa fièvre était réglée en tierce; je lui administrai le quinquina, il guérit et se mit en route pour Mantoue.

Au mois de juin 1808, ce même soldat ayant suivi son régiment qui se rendait en Espagne, éprouva un accès de fièvre à Turin. Cette fièvre fut quarte; il la négligea pendant le voyage, et à la fin de juillet, il entra à l'hôpital de Perpignan pour s'y faire traiter.

On lui administra le quinquina sans succès; fatigué du séjour de l'hôpital, il en sortit encore malade. Il y rentra le 13 janvier 1809, et fut évacué sur Narbonne. Là, il prit beaucoup de quinquina, et sa fièvre y résista. Il sortit de cet hôpital sans être guéri. Enfin, cet homme entra pour la troisième fois à l'hôpital de Perpignan, le 6 mars 1809. J'y visitais une division de fiévreux, le hasard le conduisit dans les salles qui m'étaient confiées.

Ce militaire me reconnaissant, me rappela le traitement que je lui avais fait subir à Rome, et me raconta ce que je viens de narrer; je pensai que ce serait une entreprise vaine, que d'attaquer cette fièvre par le quinquina. En conséquence, j'eus recours à une méthode perturbatrice.

A cet effet, après m'être assuré de la périodicité des paroxismes, et un accès devant venir le 14 mars à trois heures après midi, je prescrivis pour ce jour l'application de deux sinapismes au gras des jambes, deux heures avant l'invasion de la fièvre. Je m'assurai de la préparation du topique et de son application, qui eurent lieu sous mes yeux à l'heure indiquée.

A ma visite du soir, vers la quatrième heure, moment où le malade aurait dû éprouver le froid de la fièvre, je le trouvai chaud, et son pouls ne s'éloignait de l'état naturel que par un peu de fréquence; les sinapismes causaient une grande douleur. En cet état, cet homme fut visité par MM. Beringo et Fuster, médecins de cet hôpital; je les avais conduits auprès du malade pour les rendre témoins de l'absence de la fièvre. Je leur racontai la longue maladie de cet homme, et le moyen que j'avais employé pour y mettre fin.

Cet homme fut calme la nuit suivante; il eut une légère sueur générale, et, quoique les sinapismes n'eussent pas été enlevés, ce qui fut une négligence du chirurgien sous-aide, ils ne lui causaient plus qu'une douleur très-supportable. Le lendemain matin, lors de ma visite, je les fis ôter. Ils avaient formé de grosses ampoules que je fis crever. Les jours suivans, je ne donnai aucun remède, et la fièvre ne revint pas; je n'avais qu'à procurer la dessiccation des plaies faites par les sinapismes, ce qui fut l'affaire de quelques jours. Enfin, cet homme sortit de l'hôpital, le 3 avril, parfaitement guéri.

IIe. Observation.

Fièvre quarte qui durait depuis trois mois, guérie à l'hôpital de Gironne, pendant le mois d'avril 1810.

Un soldat du 42e. régiment de ligne, nommé Maré, âgé de 21 ans, né dans le département de la Charente-Inférieure, entra à l'hôpital militaire de Gironne, le 14 avril 1810, pour une fièvre quarte dont l'origine datait du mois de janvier. Il eut l'accès le jour de son entrée, je ne le vis que le lendemain matin; questionné sur sa maladie, il me rapporta que lorsqu'il en ressentit les premières atteintes, il était entré à l'hôpital de Figuères, qu'il y prit huit paquets de quinquina en deux jours, et que sa fièvre n'ayant point cédé, on lui avait donné tous les jours, pendant un mois, quatre bols dont il ignorait la composition. Au bout de ce temps, il prit encore du quinquina, et sa fièvre persévéra; désespérant de guérir, il sortit de l'hôpital et revint au régiment. Mais les fréquens déplacemens auxquels les troupes sont sujettes en campagne, ne lui permirent pas d'y rester, et il se décida à venir à notre hôpital de Gironne.

Hors de l'accès, cet homme avait l'air de jouir d'une bonne santé ; ses forces étaient conservées, ainsi que son appétit; j'explorai l'abdomen, et ne pus reconnaître d'engorgement à la rate ni au foie ; il n'y avait aucun indice d'eau, ni d'infiltration du tissu cellulaire; les jambes, les pieds, les mains, et la figure n'en démontraient aucune apparence.

Je me rendis témoin de l'accès du 17, qui eut lieu à une heure après midi, ainsi que me l'avait annoncé le malade. Le froid fut intense, et dura deux heures; la chaleur fut considérable jusqu'à six heures du soir; alors survint la sueur qui se prolongea jusqu'à la fin de la nuit.

Le 18, point de fièvre ; même état le 19. Point de remèdes, alimens selon l'appétit.

Le 20, application des sinapismes aux deux jambes à midi et demi, et à deux heures ils causaient déjà une forte douleur ; mais le malade n'avait éprouvé ni froid, ni frisson ; son pouls était plein sans être fréquent. Je le vis de nouveau à quatre heures, et le trouvai sans fièvre. Alors je le délivrai des sinapismes ; la place qu'ils avaient occupée, était rouge et très-chaude ; je la lavai avec de l'eau et du vinaigre.

Les jours 21 et 22, point de fièvre, bon appétit, point de remèdes.

Le 23, marqué pour la fièvre, confirma la guérison opérée le 20. Ce militaire a séjourné à l'hôpital jusqu'au 10 mai, et n'a pas eu de retour de sa fièvre. Il a rejoint son régiment.

IIIe. Observation.

Fièvre quarte très-ancienne, guérie à l'hôpital militaire de Gironne, dans le mois d'avril 1810.

Jean Chatelier, né à Champagnole, âgé de 24 ans, d'un tempérament bilieux, soldat au

42e. régiment de ligne, etc., entra à l'hôpital militaire de Gironne le 14 avril 1810, pour une fièvre quarte dont le premier accès avait eu lieu le 6 août 1809 : il en fut saisi comme il maraudait dans les environs de Bagnols, petite ville à quatre lieues de Gironne, et dont la campagne est coupée par des étangs et des marais.

Il garda cette fièvre, sans la traiter, jusqu'au 24 novembre, jour où il entra à l'hôpital de Perpignan : il y fut traité méthodiquement, et prit, pendant vingt jours de suite, deux prises de quinquina tous les jours; il fut délivré de sa fièvre, et resta dans cet hôpital, ou dans un dépôt de convalescens, jusqu'au 20 janvier suivant, jour de sa sortie pour rejoindre son régiment.

Il y était depuis quinze jours seulement, lorsqu'il fut pris d'un accès de fièvre : cet accès se répéta dans l'ordre quarte. Ce militaire vint à l'hôpital de Gironne à la fin de février. Outre sa fièvre, il avait la gale, et notre hôpital n'étant point destiné au traitement de cette dernière maladie, j'évacuai ce soldat sur Figuères. Il y fut guéri de sa gale, après quoi on attaqua sa fièvre par le quinquina qui échoua; on donna les aposèmes amers qui n'opérèrent rérent pas mieux. Enfin, il en sortit sans être guéri de sa fièvre.

De retour à son régiment, il ne put supporter les fatigues militaires, et fut renvoyé à l'hôpital de Gironne, où, comme je l'ai déjà dit, il arriva le 14 avril 1810. C'était précisément un jour de fièvre; je le vis dans l'accès.

Le 17, application de sinapismes qui eurent pour effet de supprimer la période du froid. A trois heures de l'après-midi, le pouls était fréquent; il y avait chaleur à la peau, des sueurs se montrèrent ensuite. On aurait pu considérer cela comme un petit accès; on pouvait penser aussi que cette petite fièvre était l'effet de l'irritation causée par les sinapismes. Incertain, j'attendis l'accès suivant; il manqua totalement, et cet homme, délivré de sa fièvre, sortit de l'hôpital le 23 mai.

Au bout d'un mois, il y rentra pour la même fièvre. Mais alors je reconnus une obstruction, des plus volumineuses, à la rate. Je ne voulus pas le traiter par les sinapismes, et je jugeai plus à propos de l'envoyer prendre les eaux minérales, non-seulement pour qu'il pût y utiliser dans le repos les moyens curatifs que présentent les pays d'eaux minérales, mais encore pour le faire changer d'air. Il y passa l'été et l'automne, et revint à l'hôpital de Gironne en novembre, ayant toujours la fièvre quarte: son ventre était volumineux et dur, mais sans apparence d'hydropisie. J'attaquai les obstructions par les fondans, savoir, par des pillules à-peu-près pareilles à celles de Bacher, par la terre folliée de tartre, par des boissons analogues, et par des linimens faits sur la région de la rate, dans lesquels je faisais entrer l'alcali volatil, le camphre et l'opium : par ces moyens, je mis fin à la fièvre, qui cessa dans le mois de mars 1811. L'obstruction était dissipée, et l'embonpoint et la force dont cet homme jouissait, faisaient croire à sa guérison parfaite. Mais, pour ne pas l'exposer aux rechûtes qui sont très-fréquentes en Catalogne, je lui fis quitter cette province pour l'envoyer en Italie, où était le dépôt de son régiment.

IVe. Observation.

Fièvre quarte ancienne, guérie à l'hôpital de Gironne, dans le mois de mai 1810.

Pietro Ripamonti, natif de Codogne, département du Haut-Pô, sergent au premier régiment d'infanterie légère italien, fut atteint de fièvre le 25 septembre 1809. Selon le récit qu'il m'en fit, cette fièvre s'était répétée tous les jours pendant un mois, venant à une heure fixe, et les accès offrant les trois périodes de froid, de chaleur et de sueur. Ce militaire, désireux de continuer la campagne au siége de Gironne, évita d'entrer aux hôpitaux, et traita sa fièvre au camp. Il prit d'abord une forte dose de poivre dans du vin chaud. Ce moyen fit prendre à la fièvre le type quarte. Au commencement de novembre, il prit quelques doses très-rapprochées de quinquina en poudre, mais sans effet. Il en continua l'usage pendant quelque temps, soit en poudre, soit en décoction, soit encore en réunissant ces deux modes de l'administrer : sa fièvre persista toujours. Enfin, il entra à l'hôpital de Gironne, le 16 mai 1810 ; il avait eu un accès la veille.

Cet homme, âgé de 36 ans, était d'une stature belle et très-bien proportionnée, indiquant beaucoup de force, et un tempérament robuste ; la fibre musculaire prédominait dans son organisation. Lorsque je l'examinai, il était sans fièvre ; il n'avait point d'obstructions. Son appétit était bon ; je lui prescrivis des alimens en conséquence.

Persuadé que je n'avais à combattre aucune complication, j'attaquai cette fièvre par les anti-spasmodiques. A cet effet, le 18 mai, jour pyrétique, je donnai, peu de temps avant la fièvre, quarante gouttes de laudanum, et autant de liqueur d'Hoffmann dans un petit véhicule approprié. La fièvre revint à une heure avec la même force que les jours précédens; froid jusqu'à trois heures, chaleur jusqu'à cinq, sueurs jusqu'à minuit.

Les jours 19, 20 et 21, point de remèdes ; fièvre ce dernier jour.

Le 22, six gros de quinquina, trente gouttes de laudanum liquide, et douze onces de vin, mêlés pour trois doses, à prendre de quatre en quatre heures. Le 23, même prescription. Le 24, deux gros de quina à prendre le matin ; la fièvre revint à l'heure ordinaire et avec la même intensité ; je renonçai à l'usage du quinquina.

Le tempérament fort, et l'organisation athlétique de cet homme, me faisaient craindre que les sinapismes ne pussent déterminer en lui une excitation nerveuse assez forte pour contre-balancer la réaction fébrile, et détruire l'habitude morbifique. Mais l'insuffisance du quinquina, et des anti-spasmodiques, me décida pour ce moyen; ils furent appliqués aux jambes, le 27, à onze heures du matin. Ils rubéfièrent la partie, et causèrent une douleur moyenne; mais ils n'empêchèrent pas la fièvre de venir.

Les 28, 29 et 30, point de remèdes, fièvre ce dernier jour.

Le 2 juin, nouveaux sinapismes aux jambes, la fièvre fut seulement diminuée dans sa durée. Les sueurs étaient terminées à huit heures du soir.

Le 5, nouveaux sinapismes à la partie interne des cuisses. Le froid manqua entièrement à l'heure à laquelle il venait ordinairement; le malade avait chaud; peu après il sua légèrement; il enleva ses sinapismes à quatre heures, et à six il était dans un calme parfait.

Cette fois, j'eus la persuasion que la fièvre avait été enlevée. Cette chaleur et cette sueur ne me parurent être que l'effet du topique, d'autant plus qu'elles survinrent au moment où il agissait fortement, et lorsque le froid devait avoir lieu.

Ma conjecture devait être vérifiée le 8 ; en conséquence point de remèdes , et le 8 , le malade passa à se promener tout le temps qu'il avait coutume d'être dans la fièvre; l'accès n'eut pas lieu. Les derniers sinapismes procurèrent des ampoules pleines de sérosité, que je fis percer, et panser convenablement.

Il n'y eut aucun retour de cette fièvre jusqu'au 5 juillet, jour auquel ce sergent partit pour son régiment.

V^e^. Observation.

Fièvre tierce rebelle au quinquina, guérie par les sinapismes à l'hôpital de Gironne, au mois de juillet 1810.

Denis-Charles Labreuvé, âgé de 20 ans, natif de Paris, soldat au 1er. régiment d'infanterie légère français, entra à l'hôpital de Gironne le 7 juillet 1810. Il souffrait de la fièvre tierce depuis un mois, et en avait été traité à son régiment par le chirurgien major, M. Laurent, qui était bien capable de guérir cette fièvre, si elle avait été susceptible de céder aux traitemens d'usage, ou aux moyens que cet estimable confrère recevait de son régiment.

A l'époque où M. Laurent entreprit de traiter cet homme, beaucoup de fièvres cédaient aux évacuans émétiques ou purgatifs; il les employa, et la fièvre ne fut pas diminuée.

Vers le 25 juin, il administra une once de quinquina sans en retirer aucun succès, et le malade supporta les retours de sa fièvre sans prendre d'autres remèdes jusqu'au 7 juillet, jour où il vint dans les salles que je visitais.

Je jugeai que les premières indications avaient été bien remplies. Mais le quinquina, qui avait été administré, ayant échoué, je crus plus convenable d'attaquer la fièvre par des moyens perturbateurs; car je la jugeai hors du pouvoir du fébrifuge.

Un accès devait avoir lieu le 9 juin à 11 heures du matin. Je fis appliquer les sinapismes deux heures auparavant, et, au moment où le froid devait venir, je ne remarquai que de la chaleur, qui fut suivie de quelques sueurs, lesquelles se terminèrent en une heure de temps.

Le 10, point de remèdes. Les sinapismes

avaient rubéfié fortement : la douleur aux jambes était forte. Je dus la calmer par des applications anti-phlogistiques.

Le 11, point de fièvre, les jours suivans confirmèrent cette guérison, et, quelque temps après, cet homme sortit en bonne santé.

VI. Observation.

Fièvre quarte ancienne, guérie à l'hôpital de Gironne, dans le mois de juillet 1810.

Antonio Servadei, sergent au 5e. régiment italien, né à Forli, département du Rubicon, fut pris de fièvre, le 11 juin 1809. Cette fièvre, du genre des intermittentes, observa le type quarte. Avant d'en être traité, il fut évacué d'hôpital en hôpital, jusqu'à celui de Perpignan. Il y fut d'abord émétisé, et prit ensuite, pendant une semaine, trois prises de quinquina tous les jours. Sa fièvre cessa, mais trop faible pour rejoindre l'armée, il fut évacué sur l'hôpital de Toulouse. Il n'y était pas arrivé, que la fièvre l'avait déjà repris ; il y reçut d'utiles secours, puisque sa fièvre disparut, et qu'il fut capable de rejoindre son régiment à la fin d'août. En octobre, il eut une rechute de sa fièvre, et il en fut guéri encore une fois à Figuères.

De retour au camp le 12 décembre, il y remplit ses devoirs, quoiqu'il fût très-faible, et sa fièvre reparut les derniers jours d'avril 1810. Après avoir essayé de la combattre par des remèdes empyriques, il fut obligé d'entrer à l'hôpital de Gironne pour y être traité.

Le 29 juin fut le jour de son arrivée; il eut l'accès le lendemain à l'heure accoutumée, onze du matin. Le froid, la chaleur et la sueur composèrent les trois périodes successives de cet accès dont la durée fut de dix heures. Le lendemain, émétique, la langue étant très-chargée; le 2 juillet, médecine; le 3 accès. Le 4, autre médecine, la première n'ayant pas opéré; le 5, quelques alimens; le 6, fièvre; les 7 et 8, point de fièvre, bon appétit; le 9, fièvre; les 10 et 11, point de fièvre, point de remèdes.

Les jours précédens, j'avais examiné l'abdomen, et je n'avais reconnu aucune obstruction; en conséquence, jugeant cette fièvre dépouillée des complications qui se seraient opposées au succès de ma méthode, je l'attaquai par les sinapismes. Depuis onze heures du matin jusqu'à neuf heures du soir, durée ordinaire du paroxisme, le malade n'éprouva qu'un peu de chaleur, qui fut accompagnée de mal de tête. Les sinapismes furent enlevés à trois heures après-midi; le pouls alors ne présentait rien de fébrile; il était seulement plus développé. Cet homme n'eut plus de fièvre les jours suivans; il séjourna plus d'un mois à l'hôpital, après sa guérison, sans avoir aucun accés.

VIIe. Observation.

Fièvre quarte, guérie à l'hôpital de Gironne, au mois de novembre 1810.

Henri Stekert, soldat au régiment du grand duc de Berg, âgé de 23 ans, entra à l'hôpital, le 8 août, 1810. Il avait une fièvre double tierce qui ne tarda pas à prendre le type de tierce simple, et, vers la fin de septembre, elle se convertit en une quarte. Le quinquina fut donné à différentes reprises, et toujours sans effet.

Malgré sa maladie, cet homme n'était pas hors d'état de travailler. Il assistait ses camarades en qualité d'infirmier, et conservait la plus grande partie de ses forces.

Je renonçai à l'administration du quinquina, et, pendant un certain temps même, je perdis de vue cet homme, parce qu'il se livrait exclusivement aux fonctions d'infirmier. Mais, au mois de novembre, il vint de nouveau réclamer mes soins, et m'assura que la fièvre quarte ne l'avait pas quitté ; j'observai la périodicité, ainsi que la forme des accès. Le 10 novembre jour auquel le paroxisme devait revenir à trois heures après midi, je fis appliquer les sinapismes. A trois heures, point de froid, chaleur assez forte, pouls plein, et plus fréquent que dans l'état naturel. Cet état dura jusqu'à six heures du soir ; les sinapismes, enlevés à quatre heures, avaient causé une douleur très-forte. Le 13 novembre, point de fièvre ; il en fut de même les jours suivans.

Quoique délivré de sa fièvre, cet homme ne reprenait ni ses forces ni son embonpoint ; il continuait néanmoins de servir d'infirmier, et n'eut pas de rechute de sa fièvre. La cause qui entretenait sa faiblesse, se montra au commencement de 1811, par une éruption de gale. Je le traitai de cette dernière maladie que je considérai comme critique, après quoi il reprit ses forces et son embonpoint, et se rendit à son régiment.

VIIIe. Observation.

Fièvre quarte ancienne, guérie à l'hôpital de Gironne, dans le mois de mai 1811.

Mohr (Jean), du département du Mont Tonnerre, âgé de 27 ans, grenadier au 16e. régiment de ligne français, entra à l'hôpital, le 2 mai 1811, pour une fièvre quarte qu'il avait depuis huit mois. Il en avait été traité et guéri à l'hôpital de Figuères, mais pour dix jours seulement. Le jour de l'accès à venir était le 4 du mois.

Je remarquai que cette fièvre ne tenait à aucune complication ou cause interne. Le bon état des forces et de l'appétit du sujet, me porta à croire qu'elle était devenue un mal d'habitude; aussi observai-je, sans rien entreprendre, les accès des jours 4, 7 et 10 du mois; je fus persuadé de leur régularité, et le 13, la fièvre étant attendue à une heure après midi, je prescrivis l'application des sinapismes pour onze heures.

Je vis le malade à trois heures; son pouls était plein et fréquent. Il avait éprouvé plus de froid que les jours précédens, mais de très-courte durée. La chaleur qui suivit, ne s'éloignait pas de l'état naturel; il n'y eut point de sueurs.

Le 14 et le 15, le malade ne put sortir de son lit, à cause de la grande douleur aux jambes. La place des sinapismes était rouge et très-sensible.

Le 16, jour pyrétique, un froid léger se fit sentir aux pieds ; il fut suivi de chaleur ; ces deux états ne durèrent pas long-temps, puisqu'à trois heures après midi, je trouvai le pouls dans l'état naturel.

Le 17 et le 18, point de remèdes ; le 19 offrit la répétition de ce qui s'était passé le 16.

Le 22, jour de fièvre, je prescrivis une potion anti-spasmodique, dans la vue de prévenir le spasme fébrile, et d'extirper ce reste d'excitation habituelle qui avait eu lieu le 16 et le 19. J'y parvins, mais pas entièrement ; car je remarquai un peu de chaleur. Cette potion, répétée le 25, prévint le retour de la fièvre. Ce militaire était si persuadé de sa guérison, qu'il voulait sortir de l'hopital le 26 ; je me refusai à sa demande, voulant observer ce qui se passerait le 28. Je fus convaincu que la fièvre avait été dissipée, et, le 29, je permis que cet homme rentrât à son régiment ; je lui recommandai de se rendre sans retard auprès de moi si la fièvre le reprenait ; il me le promit; mais il n'est pas revenu, ce qui me confirme que sa guérison a été parfaite.

IX. Observation.

Fièvre quarte peu ancienne, guérie à l'hôpital de Gironne, pendant le mois de Novembre 1810.

Pierre Ourdan, soldat au premier régiment d'infanterie légère français, natif de Drap, département des Alpes maritimes, âgé de 28 ans, entra à l'hôpital de Gironne, le 21 novembre 1810, pour une fièvre quarte qu'il avait depuis un mois. En septembre, il avait eu une fièvre tierce, dont il avait été traité et guéri dans le même hôpital. On lui avait administré le quinquina.

Cet homme me parut exempt de congestions saburrales; l'estomac faisait bien ses fonctions, en sorte que je ne donnai aucun remède. J'avais été témoin d'un accès survenu le 23 novembre; et le 26, jour où la fièvre devait revenir, je fis appliquer les sinapismes. La fièvre qui venait ordinairement à trois heures après midi n'eut pas lieu, et ce militaire prit son billet de sortie au bout de peu de jours.

Il rentra à cet hôpital huit mois après,

en août 1811, pour une fièvre remittente bilieuse, dont il fut promptement guéri. Il se rappela à mon souvenir, en me disant: « j'étais l'an dernier sous votre direction, » et vous me guérîtes d'une fièvre d'accès, » en me mettant des emplâtres aux jambes.» Je reconnus alors en lui l'individu dont je rapporte ici l'observation. Il m'assura n'avoir éprouvé aucun retour de la fièvre dont je l'avais guéri.

Xe. Observation.

Fièvre quarte ancienne, guérie à l'hôpital de Gironne, dans le mois de juillet 1811.

Maire (Claude), natif de Chambornai, département de la Haute-Saône, âgé de 21 ans, soldat au 102e. régiment de ligne français, entra à l'hôpital de Gironne le 25 juin 1811, pour une fièvre quarte dont il faisait remonter le début au 25 octobre 1810. Il en avait été délivré à Nîmes; mais à peine sorti de l'hôpital de cette ville, il en fut pris de nouveau : le type qu'elle observa, ne fut pas toujours le même; car ce militaire me dit que, lorsqu'il était en route, elle lui venait tous les deux jours. Vers la fin de l'hiver, elle se régla en quarte à heure très-fixe avec des paroxismes égaux, et de peu d'intensité. Il ne chercha pas à la combattre, et en aurait supporté les retours bien plus long-temps encore, si un ordre du jour de l'armée n'eût prescrit d'envoyer aux hôpitaux tous les militaires qui ne pouvaient faire campagne.

Lorsque cet homme me parla de sa fièvre et des circonstances que je viens de rapporter, je jugeai que sa maladie n'avait pas porté une grande atteinte aux forces, ni aux fonctions de l'estomac; et je ne reconnus aucune obstruction des viscères du bas-ventre : j'observai la forme et la périodicité des accès dont je vis les retours les 26 et 29 juin, 2, 5 et 8 juillet. Pendant ce temps point de remèdes.

Le 11, autre jour pyrétique, je fis appliquer les sinapismes. M. Douchemen, chirurgien sous-aide, fut chargé de cette application qui eut lieu à une heure. Je vis le malade à cinq; il sentait une forte douleur aux jambes, mais il n'avait pas éprouvé de froid; il avait une chaleur naturelle, son pouls était plein et fréquent.

Le 12, calme parfait; même état le 13. Le 14, jour marqué pour la fièvre, se passa dans le même calme. Mais une chose

à

à noter, c'est que la douleur aux jambes, qui s'était amortie les deux jours précédens, se fit sentir très-forte, pendant presque tout le temps que la fièvre avait coutume de durer.

Les jours suivans, il n'y eut rien à noter. Cet homme se livra à l'exercice, et n'éprouva point de fièvre. Sa douleur aux jambes ne reparut pas, et il sortit de l'hôpital le 25 juillet.

XIe. Observation.

Fièvre quarte récente, guérie à l'hôpital de Figuères, pendant le mois d'octobre 1811.

Martinet (Jean), gendarme à pied, natif de Lyon, âgé de 24 ans, entra à l'hôpital de Figuères, le 25 septembre 1811, pour une fièvre tierce qu'il avait depuis peu de jours. Il fut émétisé, et sa fièvre prit le type quarte; je le laissai sans remèdes pendant plusieurs jours, et ne le mis à l'usage du quinquina que le 11 octobre; il le continua le 12. La dose, dans ces deux jours, fut d'une once et demie, dans une quantité suffisante de vin généreux; j'y ajoutai, selon ma pratique ordinaire, un gros de laudanum liquide; le tout fut divisé en six prises. Le 13, la fièvre eut lieu sans offrir la moindre variation dans la durée du paroxisme; et, comme le quinquina avait été insuffisant pour la guérir, je dus ne pas le prescrire de nouveau. Le malade avait bon appétit; aussi je lui prescrivis des alimens en conséquence. La fièvre se répéta dans l'ordre quarte; enfin, après avoir été témoin des derniers paroxismes, je me décidai à faire appliquer les sinapismes, ce qui fut exécuté le 22 à dix heures et demie du matin. A onze, un froid violent se fit sentir; il dura deux heures, et ne fut suivi ni de chaleur ni de sueur; les sinapismes enlevés à trois heures, avaient rougi la partie. Il est à observer que le froid qu'éprouva le malade, vint deux heures plutôt que de coutume, et lorsque les sinapismes commençaient à peine à agir.

Cette circonstance ne s'était pas offerte encore à mon observation; mais elle m'étonna moins que quelques frissons qui se firent sentir le lendemain à midi, et qui se répétèrent tous les jours, en retardant de deux heures, et prenant un peu plus de force. D'abord, ils n'avaient pas été suivis de chaleur ni de sueur; mais, au bout de quelques jours, ces trois états furent observés très-distinctement. Jusque-là, je n'avais pas obtenu grand chose; cependant on peut donner pour certain que les sinapismes avaient agi contre la fièvre quarte, puisque les jours correspondans aux retours des accès, se passèrent comme ceux qui les avaient précédés et qui les suivirent, en sorte que la période quarte ne se montra plus.

Douze jours s'écoulèrent, et la fièvre, qui, jusqu'alors avait été quotidienne irrégulière, se fixa enfin, et eut ses retours constans à huit heures du matin. Ce caractère fixe que prit la fièvre, coïncida avec l'administration de quatre bols fébrifuges (1). Fût-il l'effet de ce remède, ou cela devait-il arriver ainsi? c'est ce qu'il ne m'est pas permis d'assurer. Ayant donc à traiter une intermittente quotidienne, je donnai le quinquina, deux jours de suite, à la dose de demi-once chaque jour. Mais ce remède ne put opérer l'effet attendu; car il fut rejeté par le vomissement avec quantité de matières bilieuses, ce qui dérangea l'esto-

(1) On trouvera la recette de ces bols dans un autre mémoire, consacré à faire connaître leurs propriétés médicales.

mac; l'appétit se perdit, et je vis la nécessité de donner un purgatif. Je le prescrivis pour le 9 novembre, à quatre heures du soir, afin d'éviter l'accès qui avait lieu le matin; mais le malade, trouvant étrange d'être purgé le soir, garda sa médecine et la prit le lendemain matin, deux heures avant l'accès. Cette médecine avait procuré deux selles avant l'entrée du paroxisme, quand les évacuations alvines furent supprimées par le retour de la fièvre. Néanmoins, il n'arriva aucun accident facheux pendant l'accès. Celui-ci terminé, les évacuations reprirent avec force, et de telle manière que le malade fut sur pied toute la nuit, et très-faible le lendemain. Je cherchai à arrêter ces évacuations par des toniques; mes soins furent inutiles; le cours de ventre dura quatre jours, et cessa au bout de ce temps, laissant après lui beaucoup de faiblesse. Si ce purgatif, pris dans un moment peu opportun, procura quelques désordres, il eut pour utile aussi de terminer la fièvre, qui, à dater du 11, ne se montra plus. J'ai quitté les hôpitaux de Figuères le 17, et cet homme reprenait son appétit et ses forces; car il a pu se rendre à mon logement en ville, pour me donner quelques renseignemens dont j'avais besoin pour compléter l'histoire de sa maladie.

Dans cette observation, on voit que l'habitude fébrile, quoique peu ancienne, a été dérangée par l'action des sinapismes, et que l'élément ou la cause matérielle de la fièvre qui existait dans l'individu, s'est trouvée dégagée du type quarte auquel elle était asservie, et a pris par degrés un autre type, savoir, le quotidien; que cette dernière fièvre a cédé au purgatif plutôt qu'au fébrifuge; et que le purgatif peut, dans ce cas, être considéré comme un autre moyen perturbateur, qui a non-seulement évacué une quantité de matières, mais même changé l'habitude fébrile par le trouble qu'il causa dans les organes de la digestion.

Je termine le narré des observations qui sont en faveur de la méthode perturbatrice à laquelle ma pratique doit quelques succès. Mes lecteurs devront ajouter d'autant plus de foi à ces observations, que je n'ai pas perdu de vue les hommes qui leur ont donné lieu, et que j'ai acquis la certitude de leur guérison. Cette pratique a joui d'un tel crédit entre mes mains, que plusieurs de mes malades m'ont demandé, avec instance, d'être traités par les sinapismes, plutôt que par le quinquina. J'ai donné à mes expériences toute la publicité possible dans les pays où je les ai faites, afin d'engager mes confrères à les répéter, et à justifier ou démentir les avantages que promet ma méthode. Les essais qui en ont été faits, ont produit des résultats satisfaisans ; je sais même que, peu de temps après que j'eus fait mes expériences dans les hôpitaux de Perpignan, un médecin de cette ville, qui possède à juste titre la confiance générale, et à qui le gouvernement a remis des fonctions importantes, fit usage d'un moyen analogue contre les fièvres intermittentes anciennes. Au lieu d'appliquer des sinapismes, il employait des pédiluves sinapisés ; je ne sais si sa pratique a été aussi heureuse que la mienne ; il ne m'en a jamais parlé, quoique je me fusse ouvert à lui sur le but de mes expériences, que nous en eussions causé souvent, et que nous eussions eu de fréquentes relations par le commerce épistolaire : peut-être même j'ignorerais qu'il m'a fait l'honneur de marcher sur mes traces, si, vers la fin de 1809, lorsque j'étais médecin en chef des hôpitaux de Figuères, je n'avais été consulté par un officier qui venait de Perpignan, où il avait été guéri d'une fièvre intermittente par ce même médecin. Le motif de la consultation était l'effet local des pédiluves sinapisés. Quoique dix jours au moins se fussent déjà écoulés depuis ce bain de pieds, les parties qui avaient subi l'immersion, étaient encore très-rouges ; la rougeur qui s'élevait jusqu'au défaut des molets, représentait parfaitement des brodequins ; cet officier en avait conçu des inquiétudes que je dissipai facilement ; mais je fus bien aise de recueillir dans cette circonstance un témoignage en faveur de la méthode perturbatrice.

Actuellement que l'observation a parlé, essayons quelques raisonnemens, et tirons en quelques conséquences, afin de démontrer que cette méthode n'a rien d'empirique, et qu'elle est toute rationnelle.

DISSERTATION.

J'ai divisé les fièvres intermittentes en aiguës et en chroniques, et j'ai promis de ne m'occuper que de ces dernières que je subdiviserai en symptomatiques, en organiques ou compliquées, et en nerveuses.

Des fièvres intermittentes symptomatiques.

Il n'est pas nécessaire à mon sujet de rechercher les circonstances variées, et que l'on ne peut même prévoir, où la cause d'une fièvre intermittente est attribuée à la souffrance d'une partie ou d'un organe du corps humain. Tout au plus je devrais me demander s'il est possible qu'une cause qui n'a aucun rapport avec ces fièvres, puisse en effet les produire, ou si elle n'est que le moteur de la disposition à la fièvre. Il serait facile de répondre qu'une cause déterminante ou occasionnelle, ne porte pas avec elle les germes des maladies, et ne les distribue pas à son gré. Aussi doit-on considérer comme merveilleuses, plutôt que comme dignes d'une attention sérieuse, les fièvres intermittentes dues à la présence des vers dans les intestins, dont on rapporte beaucoup d'exemples. On devrait citer comme également curieuses, celles que Frank attribue à l'irritation causée par une dent molaire prête à sortir ; et celle que l'on rapporte avoir été observée par Rizzini de Crémone, qui dit, en parlant d'une femme déjà très-avancée en âge, que chez elle la fièvre était entretenue par un stéatome osseux formé dans l'utérus. Schmuck en a attribué une à un morceau de lard arrêté dans l'estomac, et J. Frank à quelques champignons retenus dans ce même viscère. Quand même on pourrait assurer que ces fièvres ont pris fin aussitôt que le corps a été délivré des causes qui irritaient localement un organe, devrait-on, pour cela, les rapporter à une origine aussi douteuse? Ces causes diverses, dont je pourrais varier encore les citations, ne me paraissent avoir aucun rapport avec l'essence des fièvres intermittentes; et, je le répète, elles ne servent qu'à développer la disposition à ces fièvres. Quelqu'obscur que soit leur diagnostic, nous n'en tirons pas moins cette conclusion, que les fièvres intermittentes sont, de toutes les maladies, celles qui excluent le plus de leur traitement les méthodes symptomatiques, et qu'elles en veulent une toute rationnelle.

Des fièvres intermittentes, organiques ou avec complication.

Je comprendrai sous le nom d'organiques toutes les fièvres intermittentes qui sont avec complication, parce qu'il n'est pas de complication sans lésion d'un organe ; et, à proprement parler, ces fièvres pourraient être classées parmi les symptomatiques, dont elles ne diffèrent que par leur origine ; car, dans celles dont il s'agit, la complication est essentiellement liée à la fièvre, puisqu'elle est produite par ses élémens, ou par elle-même dans sa durée.

Ici se rapportent naturellement les obstructions des viscères du bas-ventre. J'en ai rencontré beaucoup dans ma pratique. Celles qui ont frappé mon attention, et que je vois très-répandues, sont 1°. celles de la rate ; 2°. celles du foie. Je n'en cite pas d'autres, quoiqu'on puisse en trouver. Celles du cardia et du pylore, sont aussi rares que difficiles à guérir, et la même difficulté existe pour s'assurer de leur existence. On dit que celles du pancréas et du mésentère sont plus communes ; mais la perspicacité de l'observateur ne parvient pas toujours jusqu'à elles. On s'étonnera peut-être qu'ayant traité des milliers de fièvres intermittentes, et observé ces maladies dans leur marche, et dans toutes leurs terminaisons, je n'aye pas trouvé un seul cas de ces dernières obstructions. Les aurais-je méconnues, ou ne se seraient-elles jamais offertes à ma pratique? On me le persuaderait difficilement; et si, dans ce moment, je ne forme pas de doute sur leur existence, c'est par respect pour ceux qui m'ont précédé ; mais on trouvera bon que je n'en parle pas, car je n'écris pas d'après les auteurs, mais bien d'après ma propre expérience.

Que l'on me permette de revenir ici sur une proposition que j'ai consignée, il y a trois ans, dans un mémoire sur l'origine des virus (1); mon opinion, très-succinctement émise alors, recevra ici quelques développemens; elle établit que les obstructions de la rate sont des épanchemens sanguins, et que chaque accès ajoute à l'épanchement; voici comment je conçois que se fait ce travail.

---

(1) *Voyez* Annales de la société de médecine pratique de Montpellier, juillet 1808.

Lorsqu'un accès de fièvre s'empare d'un individu, il y a spasme général avec froid. Dans cette première période, le sang ne peut parvenir aux extrémités de l'expension artérielle avec sa rapidité ordinaire, et celui qui s'y trouve contenu, y séjourne même; ce qui devient sensible par la couleur bleue des extrémités des lèvres, etc. Le calibre des artères est diminué, puisqu'elles éprouvent la constriction spasmodique. Alors le sang, dont la quantité n'est pas diminuée, est ralenti dans sa marche, et s'arrête; le cœur et les poumons, frappés eux-mêmes du spasme général, se refusent à recevoir le sang surabondant. Dans quels organes ira donc s'épancher ce liquide, si ce n'est dans la rate ou dans le foie, mais plus particulièrement dans la rate? Aussi trouve-t-on vingt obstructions de ce viscère avant d'en rencontrer une du foie.

Un coup-d'œil sur la structure de la rate, suffira pour prouver la possibilité de ce que j'avance. Ce viscère qui reçoit, au moyen de l'artère splénique, une colonne de sang proportionnellement plus forte que celle qui va au foie où à l'estomac, paraît être appelé au travail de la sanguification. Ce qui se passe en lui ne ressemble pas à ce qui a lieu dans les autres viscères, ou dans les autres parties du corps, par rapport au sang veineux. Ici, ce fluide a des qualités peu constatées à la vérité; car les uns, et à commencer par Hyppocrate, le trouvent plus séreux; d'autres lui font verser, dans la veine porte et dans le foie, les élémens de la bile; d'autres enfin contestent qu'il y ait des rapports de fonction entre la rate et le foie; et par-tout le doute le plus obscur règne sur ce que les phisiologistes en ont dit de plus probable. Au milieu de ces différentes opinions, il en est une qui les concilie toutes : savoir, que le sang qui sort de la rate, y a éprouvé une préparation qui le rend différent du reste du sang veineux; ce qui provient sans doute de là fonction qu'elle est appelée à remplir, et de la structure particulière de son tissu, ou des vaisseaux qui la composent.

Reprenons ce que j'ai à dire de la structure de la rate. Plusieurs anatomistes considèrent son tissu comme formé de vaisseaux sanguins, de vaisseaux lymphatiques, de nerfs, et d'une substance pulpeuse : d'autres nient l'existence de cette matière pulpeuse, et n'admettent que les vaisseaux sanguins pour base de la substance de ce viscère. De ces derniers est Ruysch, qui, par des injections conduites avec une sagacité qui lui était propre, a démontré que la substance pulpeuse n'était pour rien dans cette organisation. Mais on a objecté avec raison, à cet anatomiste, que ses injections n'avaient pas atteint les extrémités des vaisseaux spléniques, quoiqu'il eût à cet égard une opinion contraire. Abusé par cette croyance, il n'a pas cherché ce qui se trouvait au-delà du terme que son travail lui montrait. Le célèbre Haller, Lobstein et Albinus partagèrent son sentiment. Alors une autre opinion, émise par Malpighi, démontrait dans la rate un tissu celluleux et glanduleux; Ferrein et Winslow en furent les sectateurs. M. de Lasône(1), dans son histoire anatomique de la rate, pèse avec beaucoup de sagesse le mérite de ces opinions, et en émet une qui a eu beaucoup de partisans. Il assure que la rate est formée d'un réseau vasculaire, qui se subdivise à l'infini, dans les mailles duquel se trouvent disséminés une substance pulpeuse, et un tissu celluleux ou follicu-

(1) *Voyez* Histoire de l'académie royale des sciences, an 1754.

leux perméable à l'air, et qui semble destiné à loger cette pulpe; il se défend surtout de rapporter au sang extravasé dans ce tissu et épaissi, les grains qui sont sensibles au toucher et à la vue, lorsqu'on déchire la rate; et reconnaissant que les membranes des vaisseaux sanguins, à leurs dernières ramifications, ne sont pas capables de résister à l'effort ou au poids des injections que pratiquait Ruysch, il a rejeté ces injections pour leur substituer celles qu'il pratiqua avec des liquides colorés.

J'adopte d'autant plus volontiers l'opinion de M. de Lasône, que le jugement me guide vers elle, autant que la démonstration anatomique des parties. En effet, quand je ne considérerais que le tissu mou, la couleur brune ou rougeâtre, l'humide onctueux de la substance de la rate, et la facilité avec laquelle elle se laisse déchirer, pétrir et réduire en pulpe, je serais forcé d'admettre dans sa structure tout ce que M. de Lasône y a reconnu. Tout praticien un peu exercé dans l'autopsie cadavérique, se rappellera d'avoir trouvé des rates granuleuses, ce qui indique un état squirreux et un obstacle à la circulation.

Conséquemment, si la rate est un viscère

plein d'une substance molle, si ses vaisseaux ont un tissu peu dense, si l'activité du sang est supérieure à la force de ce tissu, si le sang qui vient dans cet organe, veut, pour être repris, que les veines soient pourvues d'une activité proportionnelle dont elles manquent, et si l'énergie vitale l'abandonne lorsqu'il en aurait le plus grand besoin, il doit en résulter des désordres que j'explique de la manière suivante.

Nous avons déjà remarqué que, pendant le froid des fièvres intermittentes, le sang éprouve des obstacles à son libre cours, et qu'il est pressé dans ses canaux par le spasme général (1), d'où il est poussé né-

(1) A l'appui de cette assertion, il suffit de citer les hémorragies nasales, et l'appareil apoplectique, observés dans beaucoup de fièvres intermittentes pernicieuses. On commettrait une erreur des plus graves si, se laissant tromper par ces symptômes, on considérait ces maladies comme de nature inflammatoire, et si l'on recourait à la méthode antiphlogistique pour les combattre. J'ai vu un médecin, nouvellement arrivé dans un pays où ces fièvres étaient abondantes, faire cette méprise, et avoir lieu de s'en repentir. Il ne tarda pas à s'entourer des lumières qui devaient lui faire rectifier sa pratique, et se trouva sur la véritable route qu'il avait à suivre.

cessairement vers les lieux où il trouve moins de résistance. La rate me paraît être ce lieu d'élection. En effet, le sang que lui apporte une des branches de l'artère céliaque, trouve moins d'obstacles à la pénétrer, qu'il n'en rencontre dans les autres branches du même tronc qui le portent à l'estomac ou au foie, et, pour l'observer en passant, il n'est pas rare de voir pendant l'accès des fièvres intermittentes, les battemens de la céliaque sensibles même à la vue, ce qui indique un obstacle à la marche du sang dans ce confluent, et l'effort que ce liquide exerce contre les parois qui le renferment. Mais si des trois débouchés du tronc de la céliaque, deux d'entre eux lui opposent une résistance supérieure à celle de la branche splénique, il s'ensuit que cette dernière en recevra plus qu'elle ne peut en contenir, et qu'elle ne peut en transmettre: de là, l'épanchement hors des vaisseaux capillaires artériels, et la déchirure de ces derniers; le sang se mêle à la substance pulpeuse, et emplit les cellules à tel point que l'on ne reconnaît plus l'organisation primitive du viscère; là enfin, commence une obstruction qui sera d'autant plus grande que les agens morbifiques dont je viens de parler auront eu plus d'énergie. Dans ces cas, la maladie opère comme les anatomistes lorsqu'ils ont cherché à démontrer, par les injections, quelle est la structure de la rate, ou sa perméabilité ; elle pousse, avec force, une colonne de sang qui rompt les dernières ramifications artérielles, et fait que cette humeur s'épanche dans le tissu celluleux d'où elle ne peut être repompée.

Telle est la véritable et l'unique source des obstructions de ce viscère : que ceux qui en trouvent la cause dans l'usage des fébrifuges astringens, cessent de débiter une erreur qui montre trop clairement le défaut d'observation. J'ai vu les obstructions communes chez les militaires qui, ayant différé pendant plusieurs mois de venir à l'hôpital, avaient traité leurs fièvres sans quinquina ; je les ai vues chez ceux qui n'avaient pris que de petites doses de ce fébrifuge, et chez ceux qui en avaient usé sans mesure. Je les ai observées chez les hommes qui, cachant leur fièvre, afin de prolonger leur séjour à l'hôpital, n'avaient fait aucun traitement ; enfin, je les ai remarquées chez ceux dont la fièvre avait été combattue et détruite par les anti-spasmodiques seulement, et d'après une méthode dont je parlerai dans un autre temps. Ainsi, l'observation pratique me confirme dans la croyance que les obstructions de la rate ne sont que des épanchemens sanguins. J'ajoute que ce travail se fait dans des temps illimités, et pendant tels accès dont on ne peut déterminer le nombre, parce que cela dépend de l'énergie de l'élément fébrile, de la disposition des sujets, de leur organisation propre, de la consistance des humeurs, et d'autres circonstances qu'une observation plus scrupuleuse pourra démontrer.

Ainsi toutes les fois qu'après un long usage du quinquina, la fièvre persistant, il se forme une obstruction à la rate, on devra la considérer comme une affection secondaire, qui tire son origine de la fièvre même, et non du traitement.

Pour donner une idée plus claire de ce que peut la fièvre pour former une obstruction, je n'ai qu'à citer les fièvres intermittentes pernicieuses dans lesquelles l'engorgement sanguin se fait avec la plus grande rapidité. Pourquoi cela arrive-t-il? J'en trouve l'explication dans l'observation pratique.

J'ai dit dans mes précédens mémoires, que chez les sujets atteints de ces fièvres, le sang a une consistance plastique très-grande; que, tiré de la veine, il forme un caillot très-dense, d'où il ne se sépare point de sérosité, et qu'il est abondant en gélatine. Ces observations viennent à l'appui de ce qu'en dit l'illustre Torti, qui attribue à la viscosité du sang, les phénomènes extraordinaires qui se passent dans les fièvres intermittentes pernicieuses. Dans les premiers temps où j'écrivis sur ces fièvres, je considérais le principe de vie comme y jouant un rôle important; je crois en effet qu'il n'est pas étranger au trouble qui se passe dans tous les systèmes, mais seulement en tant qu'il est opprimé, et non comme agent.

S'il est vrai, comme je n'en puis douter, que le sang soit privé de la partie séreuse, et qu'il soit plus épais, il devra circuler avec plus de difficulté; et considéré dans la rate, pressé par une forte colonne, et par l'oscillation péristaltique des viscères du bas ventre, on devra penser qu'à raison de cette plus grande consistance, il s'arrête dans les derniers vaisseaux, qu'il déchire par l'effort qu'il y exerce, d'où naît le plus grand obstacle à l'absorption par les veines.

Cette raison suffirait seule pour démontrer l'origine des obstructions, si je n'en avais déjà donné une qui me paraît plus concluante. Aussi combien n'est-elle pas effrayante la rapidité avec laquelle se forment les engorgemens de la rate dans les cas de fièvres pernicieuses!

A la suite de ces fièvres, et lorsque la mort en a été le fâcheux résultat, après deux ou trois accès seulement, l'inspection des cadavres n'en démontre pas moins la rate portée à un tel volume, que, plusieurs fois, j'ai trouvé ce viscère, pesant huit ou même dix livres. Sa substance n'était plus que comme une bouillie épaisse, ou comme de la lie de vin contenue dans une poche; ce qui annonçait que l'épanchement du sang avait été considérable, et même qu'il avait détruit, non-seulement la substance pulpeuse, mais même la très-grande partie des vaisseaux sanguins. Cependant, ceci s'était passé pendant un très-petit nombre d'accès, et avant l'administration du quinquina. De ces faits que l'on ne peut révoquer en doute, ne doit-on pas conclure que les grands moyens que la fièvre a employés pour arriver à ces fâcheux résultats, sont les mêmes qu'elle emploie avec plus de ménagement dans les fièvres dont le caractère est moins féroce; ce qui confirme que l'obstruction de la rate n'est qu'un épanchement sanguin.

Ce travail qui se passe dans la rate, m'a paru tellement lié avec la maladie, que je n'ai pas balancé à donner le surnom de *splénique* à la plupart des fièvres intermittentes pernicieuses, dont j'ai tracé l'histoire en 1808, d'après ma pratique, à l'hôpital militaire de Rome; et, pour l'observer en passant, j'ai été le premier à parler de l'action spéciale de ces fièvres sur ce viscère, laquelle action étant quelquefois portée à un degré très-élevé, constitue le symptôme prédominant; d'où je les ai surnommées spléniques, tout comme on a été conduit à appeler *apoplectiques*, *épyleptiques*, etc., les fièvres dont les symptômes dominans retraçaient la forme de l'apoplexie, de l'épilepsie, etc.

On pourrait me faire, touchant l'engorgement qui se forme dans la rate, une objection à laquelle il ne me serait pas aisé de répondre, savoir, pourquoi un épanchement sanguin qui a lieu dans un organe sans cesse agité par l'acte de la respiration, ou par le mouvement péristaltique, ne produit-il pas une inflammation ? car on n'en remarque aucune trace, quelle que soit l'époque de la maladie à laquelle la mort a lieu ; on n'en voit pas non plus aux membranes du viscère. J'avoue que cette considération pathologique m'a souvent occupé, sans que j'aye pu m'en rendre raison; et je la remets à l'examen de ceux dont les lumières sont au-dessus des miennes. Je puis dire seulement que ce n'est pas faute de moyens propres à favoriser l'inflammation que la rate en est exempte dans ces cas. Par une observation que j'ai eu l'honneur de communiquer à la Société de médecine pratique de Montpellier, et qu'elle a publiée en septembre 1811 (1), j'ai fait voir que ce viscère était devenu le siége d'une inflammation qui se termina par un abcès très-abondant qui se vida dans la poitrine, et y forma un empième dont j'ai fait faire l'opération.

Ce que l'on peut dire de plus probable sur le peu de disposition qu'a la rate à s'en-

---

(1) Annales cliniques de la société de médecine pratique de Montpellier.

flammer à la suite des épanchemens sanguins qui ont lieu pendant les accès des fièvres intermittentes, se réduit à ceci, que, dans les maladies, l'irritabilité pathologique, soit générale, soit partielle, est tantôt avec tendance à l'inflammation, et tantôt avec spasme seulement: en sorte qu'on devrait la considérer comme une force motrice, plutôt que comme une force propre. Dans les fièvres intermittentes automnales la tendance à l'inflammation est nulle, tandis que le génie nerveux prédomine; voilà pourquoi l'irritabilité pathologique ne peut se développer ou se lier à un état inflammatoire. Si la supposition que je fais est vraie, elle est aussi pour nous une leçon importante qui nous fera bannir de notre pratique les méthodes antiphlogistiques, et qui militera en faveur des remèdes qui ont une action spéciale sur les nerfs.

Ce que j'ai dit de l'obstruction de la rate, servirait sans doute de théorie pour expliquer les obstructions des autres viscères; je ne me suis attaché à parler de celle de la rate que parce qu'elle est la plus fréquente. Cette fréquence tient aux raisons physiologiques et pathologiques auxquelles j'ai donné quelque développement. Lorque la nature morbifique s'écartera de cette marche pour produire une obstruction au foie, au pancréas, etc., il y aura pour cela une raison tirée de l'organisation de l'individu; car il me paraît certain, d'après tout ce que j'ai dit, que ces viscères trouvent leur immunité dans la densité de leur tissu; avantage qu'ils possèdent sur la rate à un degré très-supérieur.

Je ne dirai plus rien touchant les obstructions qui entretiennent certaines fièvres intermittentes chroniques; elles forment une section où elles sont surnommées avec lésion organique, ou avec complication. Je crois devoir me dispenser de l'examen des maladies qui en proviennent; comme sont l'hydropisie, les affections par atonie du tube intestinal, etc., puisqu'elles découlent de la source où j'ai arrêté pour quelques instans l'attention du lecteur, dans le dessein seulement de faire voir la différence qui existe entre les fièvres intermittentes qui sont avec complication, et celles qui n'en ont pas, et que j'appelle nerveuses. Je vais m'occuper de ces dernières avec détail, puisqu'elles sont le motif de cet ouvrage.

Des fièvres intermittentes nerveuses.

Je me crois autorisé à surnommer *nerveuse* une fièvre intermittente ancienne, qui, malgré sa longue durée, n'affaiblit que très-peu le sujet, n'altère point les fonctions de l'estomac, et qui semble s'être tellement identifiée avec l'individu, qu'il s'y habitue en quelque sorte, et n'en est point incommodé. Elle peut être dite une seconde nature; car il est incontestable que les liquides et les solides du corps humain ont pris une composition et un mode d'exécuter les fonctions vitales avec un tel accord, qu'ils déjouent l'action morbide, et qu'ils ne sont ni dérangés ni altérés par le trouble qui se passe lors des accès. S'il en était autrement, les fièvres quartes qui ne se dissipent qu'au bout d'un an, et celles qui durent bien plus encore, auraient tout le temps nécessaire de miner l'individu, et ne manqueraient pas de saisir l'endroit faible pour y introduire une maladie nouvelle ou des complications. Ce n'est qu'en établissant cette harmonie des fonctions que l'on voit la possibilité de conserver l'équilibre qui constitue la santé, même pendant la maladie. C'est elle qui entretient les forces, prévient les complications, et prenant empire sur la maladie en augmentant la vitalité, étouffe quelquefois la fièvre sans aucun secours de l'art, ou du moins affaiblit et détruit même l'élément fébrile qui, en quelque sorte, ne laisse plus dans le corps que son empreinte nerveuse. Il n'est pas de praticien qui n'ait été témoin de quelqu'une de ces guérisons naturelles.

Cet aperçu de la fièvre intermittente nerveuse est différent de celui qu'une plume fidèle tracerait d'une fièvre avec complication. Dans cette dernière, la décoloration de la peau, un teint jaune et plombé, la tristesse des yeux, la langueur des membres, et l'abattement de l'ame, annoncent que l'estomac ne fait plus ses fonctions, que la fièvre est au corps comme la flamme à la bougie qu'elle consume par degrés, et que la vie s'éteint. Ici une obstruction de la rate s'oppose à la mixtion, et à la juste composition du chile; là, le foie secrète trop ou trop peu de bile; tantôt on voit les intestins flottans dans la sérosité d'une hydropisie ascite, et privés de leur ressort, et d'autres fois ils fournissent un flux immodéré de matières qui semble entraîner le corps dans une fusion destructive. Là, les cardialgies, ici les œdèmes, etc., viennent grossir la légende des maux qui appartiennent à cet ordre de fièvres. Faisons des vœux pour que les intermittentes organiques deviennent plus rares; car elles sont trop souvent l'écueil de la médecine et le fléau de l'humanité.

Ayant fondé la distinction que nous avons faite des fièvres intermittentes chroniques, sur l'observation pathologique, il faut aussi que nous démontrions en quoi les nerveuses sont, par leur nature, éloignées des autres fièvres intermittentes chroniques, et même de celles qui ont une date moins ancienne.

Il me suffirait, ce me semble, d'invoquer l'inefficacité du fébrifuge contre les nerveuses chroniques, pour faire pressentir qu'elles ne tiennent pas aux mêmes causes que les aiguës. Ces dernières sont, à n'en pas douter, sous la puissance de l'élément fébrile, soit seul, soit aidé dans son action par le vice des humeurs dont il active plus ou moins la fermentation, et la puissance morbifique. Aussi, après qu'une sage pratique a détruit ces complications, l'essence intermittente, restant isolée, cède facilement au fébrifuge; alors ces fièvres sont les intermittentes essentielles qu'il faut attaquer par le quinquina, ou par les fébrifuges qui ont les mêmes propriétés que lui.

Mais sont-elles de même nature, ces fièvres qui, résistant aux méthodes curatives généralement adoptées, lassent enfin le médecin le plus expérimenté qui les abandonne au temps, et au hasard des circonstances qui les terminent quelquefois, et lorsqu'on s'y attendait le moins? Non, sans doute : il faut donc aller à la recherche de la cause qui les entretient, et voici ce que j'ai cru devoir en dire de plus probable.

L'élément fébrile est une sorte de virus qui s'introduit dans le corps, ou qui s'y forme par la réunion des élémens venus du dehors avec ceux que le corps renferme (1). Dans les premiers temps, il agit selon une force qui lui est propre, à la faveur de la disposition des individus, et selon la composition plus ou moins naturelle des humeurs, ou l'activité plus ou moins grande des secrétions ou des excrétions.

Lorsqu'une fièvre intermittente se montre, elle est presque toujours accompagnée de

(1) Je renvoie à mon mémoire déjà cité, où je traite de l'origine des virus, pour avoir sur cette proposition les détails dont elle est susceptible.

la dépravation des fonctions digestives, de congestions bilieuses ou saburrales dans l'estomac, et d'autres phénomènes pathologiques, qu'il est d'une bonne pratique d'attaquer avant de s'opposer au cours de la fièvre. Fait-on bien de combattre ces complications ? L'expérience des temps semble nous forcer à accorder raison à cette thérapeutique, quoiqu'il paraisse plus raisonnable de se diriger vers la fièvre qui est l'affection principale. Dans ce moment, ne nous écartons pas des routes battues, et disons que le soin du médecin est alors de réduire la fièvre à sa plus grande simplicité, dans l'espoir de la combattre plus avantageusement par le fébrifuge. Mais cette maladie, réduite à cet état de simplicité, n'est-elle pas une affection nerveuse dont la forme dépend de la nature du délétère qui l'a produite ?

Le quinquina est administré, et, dans quelques cas, ses effets sont nuls ; on en réitère l'usage, il échoue encore, et la maladie se perpétue ; ce qui arrive surtout dans les fièvres quartes. Doit-on penser alors que l'élément fébrile existe encore dans le corps ? Ce serait une erreur, ou bien il faut rejeter comme absurde tout ce qui a été dit sur la spécificité du quinquina. Je me garderai bien de combattre des opinions qui ont en leur faveur les suffrages des savans, et l'observation pratique : et moi-même, je me suis montré si partisan de cette écorce, que j'aurais fort mauvaise grace aujourd'hui à lui contester ses salutaires effets.

Mais ce n'est ni par attachement à mes anciens principes, ni par un respect religieux porté à l'écorce du Pérou, mais d'après ma propre expérience que je confirme toutes les louanges qui lui sont données, et si elle n'opère pas contre les fièvres quartes anciennes, c'est parce qu'elles ne sont plus dans le cas de lui céder, que la cause première n'existe plus, et que la maladie est réduite à une souffrance habituelle que les nerfs ont contractée, ainsi qu'ils contractent celle de l'épilepsie, et d'autres maladies nerveuses dont il est impossible de désigner la cause matérielle, puisque la plupart du temps, elles sont produites par une affection morale.

Je dis que la cause matérielle n'existe plus. D'après l'idée non exagérée que le délétère qui produit les fièvres intermittentes est une sorte de virus, nous devrons penser de sa manière d'agir ce que nous pensons de plusieurs autres virus, particulièrement de ceux qui tirent leur origine des grands désordres qui se passent dans l'atmosphère. Lorsqu'ils manifestent leur présence sur un individu, ou sur une multitude, comme dans les épidémies, ils se montrent par des traits qui leur sont propres, et avec un degré d'énergie qui ne dure qu'un certain temps, car on les voit s'éteindre d'eux-mêmes.

Ainsi, dans les fièvres intermittentes invétérées, l'élément ou virus fébrile a été éliminé par des voies qui nous sont inconnues et dont la nature seule possède le secret. Il cesse d'exister, et néanmoins il laisse inhérente au corps la forme de son existence primitive, où la répétition du symptôme qui le caractérisait; car, à en juger par le non effet des remèdes, la maladie n'est plus la même. Quelle sera donc sa nature? Je ne puis l'appeler que nerveuse, et, n'en trouvant la cause que dans sa filiation, qui date de la maladie primitive, laquelle réduite à son état le plus simple était, avons-nous dit, une maladie nerveuse, je me crois suffisamment autorisé à dire que ses répétitions ne sont que les retours d'une d'une sensation nerveuse pathologique dont le corps a contracté l'habitude, et qui est actuellement hors de la dépendance des causes qui avaient donné lieu à la fièvre.

Quel est donc ce tyran absolu, né de nos maux, pour les éterniser! Habitude, est-il vrai qu'émoussant la sensibilité de l'homme dont tu entretiens la félicité par des jouissances uniformes et durables, tu te plais à la ranimer pour lui faire sentir les maux que tu lui as destinés? Dis-moi par quel pouvoir caché tu parviens, dans ton langage muet, à lui rappeler à jour et à heure fixes, ses sensations physiques ou morales; et permets que je te dérobe une portion de ton secret, pour expliquer comment la maladie devient une autre toi-même.

L'habitude est cette manière d'être ou de sentir que l'on contracte par la répétition fréquente des mêmes impressions. Elle s'exerce sur le physique et sur le moral de l'homme. Dans les circonstances où elle tient aux besoins imposés par la nature, elle modifie ces besoins sans contribuer en rien à leur origine ou à leur existence première. Ainsi, ce n'est pas elle qui crée le besoin de manger, de dormir, de se mouvoir, etc., parce qu'il est dans la nature de l'être vivant; mais elle en régle la distribution et la durée. Cette régle est l'effet de la répétition des actes que la volonté, pour servir le besoin, a fait exécuter au corps dans les premiers temps. La volonté et le besoin qui la posérent, se trouvent, à leur tour, soumis à cette régle qui a été convertie en habitude ; et ils ne peuvent plus la changer, sans que le corps souffre de la nouvelle direction que l'on veut donner à ses sensations habituelles.

Telle est l'habitude dans l'état de santé. Mais les organes qui perçoivent, qui sentent et qui répètent ces sensations, quoique doués d'une aptitude particulière, ne sont que des départemens du systéme sensitif, auquel une cause morbifique imposera d'éprouver ses impressions répétées à des jours et à des heures périodiques. Peut-on nier la possibilité de ces impressions faites sur les nerfs? Non, sans doute; et je croirais même que, dans l'état de maladie, le systéme nerveux a plus de susceptibilité à recevoir les impressions, que dans l'état de santé; ne fût-ce que parce que la maladie l'a privé de ses sensations habituelles. Cette susceptibilité est démontrée hors de doute dans certaines fièvres nerveuses, où l'irritabilité et la force des muscles sont portées à un degré si élevé, qu'elles passent tous les calculs de probabilité imaginables pour l'homme le plus fort. Mais cette irritabilité et cette force excessivement augmentées de la fibre musculaire, ne sont que l'expression de la souffrance des nerfs. Nous nous en convaincrons, en parlant des conditions requises pour seconder l'effet des sinapismes.

Ainsi se trouve posée cette conséquence que l'élément fébrile, dont le propre est de déterminer des excitations nerveuses, réglées selon le type quotidien, tierce, quarte, etc., et d'en provoquer les retours, joue, en état de maladie, le même rôle que la volonté chez l'homme en état de santé, pour régler les besoins naturels; mais celle-ci ne s'occupe alors que des jouissances, tandis que celui-là établit une habitude de maux et de souffrances.

En effet, que les nerfs éprouvent des sensations agréables ou pénibles, et que ces sensations se répètent pendant quelque temps, ils contracteront l'habitude des unes ou des autres, parce qu'ils sont aptes à être modifiés également par l'un et l'autre genre de ces sensations. Mais dire qu'ils contracteront l'habitude du plaisir ou de la douleur, n'est-ce pas dire aussi qu'en état de santé, tout comme en maladie, ils sont aptes à recevoir les impressions des stimulus, qui leur viennent des objets extérieurs, ou des causes morbifiques qui sont contenues dans le corps, et à en conserver l'empreinte ou une sorte de souvenir? Dès-lors, pourquoi paraîtra-t-il étonnant qu'une fièvre intermittente, dont on aura éprouvé une répétition d'accès, produise une habitude morbifique?

Qu'il me soit permis d'appliquer au diagnostic des fièvres intermittentes invétérées le raisonnement que les métaphysiciens emploient pour nous peindre l'effet des sensations qui se répètent, et l'origine de l'habitude. « L'action d'un objet quelconque, dit le célèbre Bonnet, modifie l'état » de la fibre nerveuse sur laquelle cet objet » agit. Cette action doit donc influer sur » l'arrangement des molécules nutritives » qui viennent se rendre à cette fibre, et » elle influe d'autant plus, qu'elle a été

» plus forte ou plus long-temps continuée, » ou plus souvent répétée, et que la fibre » a, par sa nature, plus d'action. En se pla» çant relativement à la disposition actuelle » de la fibre, les molécules nutritives main» tiennent cette disposition; et même, si le » mouvement est répété de temps en temps » dans la fibre, et qu'il ne survienne pas de » mouvement contraire, il augmentera en» core cette disposition. »

Si les analystes de l'esprit humain ont été reçus à prouver que l'organisation matérielle de l'homme se modifie sur les sensations qu'elle éprouve, qu'elle change à leur gré, qu'elle cesse d'être ce qu'elle a été, pour se prêter au caprice de quelques êtres métaphysiques ou abstraits, tirés de l'étude de ses fonctions; enfin, si cette organisation contracte, par la répétition des actes de la volonté, l'obligation de les reproduire habituellement; pourquoi ne serais-je pas admis à dire que la fièvre qui a un pouvoir et une existence connus, ayant répété ses accès pendant un certain temps, a modifié la fibre nerveuse de telle manière que l'émotion fébrile est devenue pour elle une sensation habituelle, et presque identique avec sa nature. Le pouvoir de l'agent fébrile qui s'exerce intérieurement, est le même que celui des objets extérieurs sur les organes des sens : non-seulement il n'est pas donné à la fibre nerveuse d'éviter l'impression qui la frappe, ainsi que le toucher, la vue, etc., ne peuvent se dispenser de recevoir les sensations que les objets leur causent, mais encore elle n'a pas, comme ces derniers, une sorte de volonté au moyen de laquelle ils repoussent souvent l'action d'un objet extérieur, lorsqu'une sensation désagréable, ou de douleur, les a avertis de son atteinte funeste.

Je pourrais multiplier à l'infini les comparaisons qui régnent entre les sensations habituelles auxquelles le corps en santé est soumis, et celles qu'il reçoit des impressions morbifiques ; les agens sont différens, et placés les uns à l'extérieur du corps, les autres à l'intérieur ; mais le mécanisme est le même, ainsi que le résultat. Je ne poursuivrai pas davantage ces considérations, persuadé d'avoir démontré suffisamment qu'il peut y avoir des habitudes pathologiques.

Quels sont les moyens par lesquels la médecine peut rompre les habitudes ? Cette question se présente naturellement. Je propose les sinapismes, dont je me suis servi utilement. On peut donner à cette méthode de traitement le surnom de perturbatrice, je l'accorde ; mais comme je l'ai déjà dit, elle n'a rien d'empirique, car je la juge très-rationnelle, ainsi que je le démontrerai.

Les fièvres intermittentes nerveuses anciennes sont, disons-nous, une habitude pathologique contre laquelle il serait inutile d'employer le quinquina. Les moyens propres à rompre cette habitude se bornent-ils aux sinapismes ? je ne le pense pas. Ici les ressources de la médecine ne sauraient être mises en défaut ; je les trouve au contraire si étendues, que je croirais ennuyer le lecteur en les lui énumérant ; mais je parlerai d'une manière générale, et je dirai que tous les moyens capables de causer une forte irritation dans le moment où l'habitude fébrile se réveille, remplissent l'indication que l'on se propose. Il ne peut pas même être établi de règle sur le degré auquel cette irritation doit être portée ; car cela tient à l'individu, à son excitabilité, à la tenacité ou à la force de la fièvre, et à d'autres circonstances qu'il est difficile de calculer et de prévoir. Ne doit-on pas supposer que le jeune homme qui, au rapport de Cullen, trouva la fin d'une fièvre intermittente opiniâtre dans les plaisirs vénériens auxquels il se livra avec excès à l'heure à laquelle sa fièvre avait coutume de venir, se guérit en troublant l'ordre habituel de la maladie ? J'ai vu un officier supérieur de l'armée de Catalogne laisser le quinquina que je lui avais conseillé, monter à cheval peu avant l'heure à laquelle la fièvre avait coutume de le prendre, se livrer à l'exercice, et trouver, dans ce seul moyen, sa guérison qui a été stable pendant plusieurs mois. Ces deux exemples, que j'ai rapprochés pour en faire mieux sentir la différence, me semblent devoir être appréciés de cette manière. Dans le premier, la réaction fut plus morale que physique ; dans le second, au contraire, une excitation uniforme fut donnée au corps par l'exercice, et rompit les mouvemens habituels que la fièvre imprimait à tout le système.

Si des moyens de cette nature ont suffi pour opérer la guérison, que ne doit-on pas attendre des sinapismes, ou de tout autre moyen fortement excitant? Afin que ceux de mes collègues qui répéteront mes expériences, puissent arriver plus promptement et plus sûrement à leur but, j'indiquerai quelques-unes des conditions nécessaires pour que les sinapismes opèrent avec succès. Ces conditions sont 1°. Une fièvre ancienne; 2°. un sujet exempt d'autres maladies; 3°. un individu dont la fibre nerveuse soit douée de beaucoup de mobilité; 4°. la coïncidence de l'action du topique avec l'invasion de la fièvre; 5°. la bonne qualité du sinapisme.

§. I. Il serait, je crois, peu sage d'appliquer la méthode perturbatrice au traitement des fièvres intermittentes qui sont à leur début; cette pratique pourrait être incendiaire, ou tendre à procurer d'autres maladies. Les complications qui accompagnent presque toujours l'origine de ces fièvres, en seraient augmentées, et l'on verrait la maladie essentielle prendre des formes nouvelles, et un caractère plus inquiétant.

Supposons, en effet, le cas d'une fièvre

intermittente inflammatoire. Sa cause ou mieux sa complication trouverait dans l'action des sinapismes, un moyen de s'exaspérer; car, outre que ces derniers agissent sur les nerfs, ils portent aussi leur action sur le système vasculaire; et j'ai remarqué presque toujours qu'ils procurent un pouls accéléré et des pulsations très développées; qu'ils donnent plus de souplesse à l'artère, et augmentent la chaleur de la peau.

Supposons encore qu'en été ou en automne des congestions bilieuses se trouvent associées à une fièvre intermittente; on sait que la formation de ces humeurs est due aux grandes chaleurs qui règnent dans ces saisons, et que les moyens thérapeutiques usités contre elles, sont les tempérans et les évacuans, qui excluent pendant un certain temps, l'usage des stimulans, et tout ce qui peut donner au corps un plus grand degré de chaleur.

Peut-être pourrait-on entreprendre de traiter, avec quelqu'espoir de succès, les intermittentes pituiteuses. Les sinapismes, agissant alors comme antispasmodiques, et comme diaphorétiques en même temps, pourraient bien étouffer la fièvre. Je ne puis parler de cela d'aprés mon expérience; car je n'ai point recueilli d'exemple qui s'y rapporte; je crois néanmoins qu'après plusieurs applications du topique, on parviendrait à extirper ces fiévres, et qu'il ne faudrait que le concours de quelques remèdes incisifs, pour procurer une guérison assurée.

Néanmoins, au milieu de l'incertitude où l'on serait sur le succès, il est plus prudent de recourir d'abord aux méthodes ordinaires, et de ne se servir des sinapismes que lorsque divers traitemens auront échoué. Cette recommandation est dictée par l'esprit même de cet ouvrage, où je ne propose pas les sinapismes comme des antidotes de la fièvre, mais comme perturbateurs de l'habitude pathologique. Je pense que leur action se porte contre la forme nerveuse dont la maladie s'est revêtue, et non contre la fièvre, dont la cause est éliminée; quelquefois même ils se bornent à dégager l'élément fébrile, et le rendent plus apte à recevoir l'effet des fébrifuges. C'est ce qui s'est passé chez le malade qui a donné lieu à l'Observation XIe., dans laquelle on remarque la disparition totale de la fièvre quarte, et le commencement d'une quotidienne.

Je ne serais pas éloigné de croire que la méthode perturbatrice puisse procurer contre les fièvres intermittentes aiguës les mêmes avantages qu'elle produit contre les invétérées, la difficulté serait seulement de trouver les premières dépouillées de complication; car nous avons reconnu que, réduites à cet état, leur nature était essentiellement nerveuse. Voilà pourquoi les traitemens, par les antispasmodiques, ont souvent combattu ces fièvres avec le plus grand succès; et, par suite, on pourrait se croire autorisé à les attaquer par les sinapismes. Je dois dire néanmoins que j'ai tenté ce moyen à l'hôpital de Venise; que quelques fièvres récentes en furent enlevées, mais que beaucoup y résistèrent. Ce fut dans cet hôpital que je réformai ma pratique, et que je bornai l'emploi de la méthode perturbatrice aux fièvres anciennes. Malgré la réserve dont j'ai fait preuve jusqu'à ce jour, je ne renonce pas à reprendre mes expériences contre les fièvres aiguës. J'ai quelques raisons pour croire que le climat de Venise donnait aux fièvres que j'y traitai, une tenacité que l'on ne trouve pas dans d'autres pays. Il me suffit de dire, pour en persuader mes lecteurs, que les fièvres intermittentes pernicieuses y étaient très-abondantes; aussi, en faisant un précepte de n'appliquer les sinapismes qu'au traitement des fièvres anciennes, je ne parle que d'aprés les expériences que j'ai faites. Il est possible que plus tard je communique d'autres résultats qui me conduiront à des conséquences moins exclusives.

§. II. Après ce que j'ai dit des fièvres intermittentes anciennes organiques, et de la non opportunité des sinapismes contre elles, je me dispenserai de prouver la nécessité de la seconde condition que j'ai établie pour le succés de la méthode perturbatrice. Il tombe sous les sens que plusieurs maladies coexistantes demandent un traitement composé.

§. III. La troisième mérite une attention particulière; elle a pour objet le jugement que le médecin doit porter sur la mobilité nerveuse propre au sujet qu'il traite, puisque c'est sur le degré de cette mobilité qu'il doit mesurer la force de l'irritation que le topique doit produire.

Je ne cache point que ceci n'est pas toujours facile à déterminer, et d'autant moins que l'on est à peine d'accord sur le siége de la sensibilité physique. Si nous devions nous en rapporter à Haller, nous trouverions la cause de l'irritabilité inhérente aux muscles, d'après un ordre primordial qui a réglé leur structure, et qui les rend propres à la contraction, et aux mouvemens sans le secours des nerfs. Cette opinion, quoique proclamée par les nombreux disciples du grand Haller, a été renversée par les expériences dans lesquelles on a déterminé des convulsions universelles, en irritant la substance médullaire du cerveau; ou par les convulsions limitées à un muscle, lorsqu'on a porté le stimulus sur la branche principale du nerf qui s'y distribuait; en sorte que l'on peut dire aujourd'hui que l'irritabilité est la sensibilité mise en acte; que les nerfs sont les conducteurs de cette dernière; et qu'à l'égard de la fibre musculaire dans laquelle ils déterminent des contractions et des mouvemens, ils font l'office d'excitateurs. La meilleure preuve que je puisse donner de ce que j'avance, est qu'il n'y a point d'irritabilité là où il n'y a pas de sensibilité. Plusieurs parties du corps humain concourraient à prouver cette assertion.

Mais la sensibilité n'est pas la même chez tous les individus. Plus grande dans l'enfance et chez les femmes, elle diminue à mesure que les années se groupent sur nos têtes. Elle diminue aussi par le grand exercice auquel on la soumet, et en proportion de la dépense qu'on en fait pour fournir au développement des actes de la vie : on dirait qu'elle nous a été donnée comme une somme bien comptée, dont l'économie assure et prolonge notre existence. Ce que je dis peut être vrai dans beaucoup de cas ; cependant, si l'on en faisait une règle générale, on aurait lieu d'y faire beaucoup d'exceptions.

L'état du physique de l'individu peut donner, d'une manière assez certaine, la mesure de son excitabilité. Les personnes grasses, par exemple, sont moins impressionnables par l'action des objets extérieurs, que celles qui sont habituellement maigres. Dans les premières, le tissu cellulaire abondant, cache les extrémités des nerfs qui se portent à la peau ; en sorte que les impressions qu'elles reçoivent étant émoussées par le milieu qu'elles ont à traverser, sont plus obscures, et se portent plus lentement vers le centre commun des sensations.

Le contraire arrive chez les sujets maigres, d'une constitution frêle, qui ont la peau douce, fine et dépourvue de poils, chez ceux dont la fibre musculaire est peu prononcée, et dont le tempérament s'éloigne du sanguin. Tel est le portrait que l'on ferait des femmes sujettes aux vapeurs et aux convulsions ; chez elles la mobilité nerveuse est très-grande : il leur suffit non-seulement de l'impression désagréable des objets, mais même l'imagination produit chez elles autant d'effet que la perception de ces objets.

L'observation 4e. est une preuve que les hommes les plus forts ne sont pas les plus sensibles ni les plus irritables. Habitués à supporter les causes d'irritation sans en être émus, ces hommes semblent n'être pourvus de nerfs que pour se mouvoir et

non

non pour sentir. Ils ont peu de mobilité nerveuse, et leurs muscles sont mis, difficilement, en contraction par les stimulus ordinaires. Les athlètes sont de ce nombre. La multiplicité des efforts auxquels ils se sont livrés, a éteint chez eux l'énergie sensible. Ils sont doués d'une grande force et de peu de sensibilité.

Les hommes du nord chez lesquels on observe une fibre lâche, un tissu cellulaire abondant et mou, qui en impose quelquefois pour une hydropisie, ne se meuvent que par l'action des stimulus énergiques, ce qui a fait dire à un écrivain célèbre qu'il faut les écorcher pour les faire sentir. — L'inspection de la peau est aussi un moyen propre à faire juger quel sera l'effet des topiques. Une peau séche, rugueuse, ou écailleuse sera pénétrée difficilement; le contraire arrivera de celle qui est douce au toucher, blanche, et disposée à la transpiration; il y a même dans cet organe une sensibilité latente qui a servi, à quelques physiologistes, pour combattre le sentiment du grand Haller sur l'irritabilité spéciale et exclusive qu'il attribuait aux muscles. Sans se contracter, lorsqu'on porte sur elle certains stimulus, la peau éprouve cependant leur action d'une manière très-prompte, ce qui est rendu sensible par l'effet des vésicatoires, par les brûlures, par la rougeur que les sinapismes y causent, etc. Dans toutes ces circonstances on voit que les liquides qui la traversent, s'accumulent sous l'épiderme dans le lieu même où les stimulus se sont exercés. Il est à croire que cette sensibilité latente de la peau joue un grand rôle dans la méthode perturbatrice que je propose : mais laissons là cette question, dont le développement nous jetterait dans des calculs hypothétiques qui ne serviraient qu'à donner plus d'étendue à mon travail sans le rendre plus utile sous le rapport des vues thérapeutiques.

Concluons de ce que nous venons de dire, que le degré de sensibilité n'est pas le même chez tous les individus, et qu'il importe beaucoup d'avoir égard à cette considération, sans quoi on s'exposerait à voir l'action des sinapismes mise en défaut. Aussi, le praticien pouvant donner à ce moyen plus ou moins d'énergie, en réglera la force sur l'irritabilité individuelle, ayant toujours présent à l'esprit que l'action de ce stimulus varie selon les individus ; il parviendra de cette manière à établir chez tous les sujets une uniformité d'aptitude à être stimulés par le même agent, tandis que la nature avait refusé à tous les hommes d'éprouver le même degré d'excitation de la part du même stimulus.

§. IV. La quatrième condition est d'une observation rigoureuse; elle veut que l'action la plus forte du sinapisme, coïncide avec le moment de l'invasion de la fièvre, afin que la commotion soit donnée peu de temps avant le retour du paroxisme. J'ai été à portée de voir quelquefois que, lorsque le topique avait été appliqué trop tard, pour remplir cette condition, il n'agissait pas sur l'accès présent, ou bien ne faisait qu'en troubler la régularité, et néanmoins marquait assez souvent son effet en diminuant ou en supprimant le suivant. Aussi dois-je prévenir que, si les essais que mes collègues feront du moyen que je propose, ne justifient pas les succès que j'en annonce, on devra moins s'en prendre au remède, qu'aux circonstances qui en auront contrarié l'effet.

Si l'on pouvait supposer tous les hommes

pourvus du même degré d'irritabilité, je n'aurais qu'à indiquer un mode uniforme pour la préparation du topique, et une époque fixe pour son application; mais la variabilité qui existe à cet égard, s'oppose à ce qu'il soit donné, là-dessus, un précepte absolu. Ce sera à la sagacité du praticien à rapprocher les circonstances qui devront couronner son attente, et à éloigner celles qui retarderaient ou s'opposeraient à ses succès. Nul doute que l'ignorance où l'on a été jusqu'à ce jour de ces conditions indispensables n'ait contribué au discrédit dont la méthode perturbatrice a été frappée. Jamais je ne l'ai essayée dans des temps bien éloignés de l'accès, ni dans les jours de l'intermittence. Si, en pareils cas, elle doit opérer le même effet, c'est encore une découverte à faire. Mais le raisonnement ne m'en a jamais démontré la possibilité; et comme il n'est pas sage de tenter sur le corps humain ce qui n'est encore qu'un doute pour le médecin, j'ai épargné à mes malades les douleurs qui, je crois, auraient été les seuls résultats de mes tentatives.

Pour avoir une idée juste de la nécessité de la quatrième condition, ne suffit-il pas de savoir qu'au moment du froid d'un accès de fièvre, le système nerveux exerce sur le musculaire une action très-forte, qui se caractérise par une contraction permanente de la fibre. Cet état ou spasme fébrile se prolonge pendant plusieurs heures, et cesse enfin de lui-même, parce que la force nerveuse épuisée par l'excitation soutenue qu'elle vient d'éprouver, et subjuguée par la réaction vitale des autres systèmes, cesse d'exciter la fibre musculaire. Alors commence la chaleur que produit le cours du sang rendu plus facile, et cette chaleur est suivie de sueurs abondantes qui ne sont que l'expression des humeurs séreuses qui avaient été retenues et projetées pendant le spasme, dans le tissu cellulaire, qui, de tous les systèmes, est celui qui était le plus étranger à la contraction spasmodique.

Le spasme, dans les fièvres intermittentes, est ce que quelques nosologistes appellent *irritabilité pathologique*. Elle semble être générale, mais néanmoins je la considère comme plus particulièrement inhérente à la région épigastrique. D'après cette idée, j'ai adopté dans ma pratique de faire appliquer les sinapismes aux jambes, parties qui, à raison de leur distance, servent utilement à la révulsion que je cherche à opérer. Ce qui se passe alors est consacré par les anciens préceptes de l'art, *ubi dolor, ibi tractus ;* et cette attraction se fait toujours aux dépens de la force d'irritation, ou du spasme qui pesait sur les autres parties du corps.

Je n'ai point porté ces applications à la plante des pieds, parce que cette partie, chez les hommes livrés à la fatigue, est toujours très-dure, et ne se laisse pénétrer que difficilement ; chez les personnes, au contraire, qui mènent une vie sédentaire, ce lieu pourrait être propice à l'action des sinapismes. Jusqu'à présent je n'en ai fait faire usage que sur le gras des jambes, ou à la partie interne des cuisses, pour les raisons que je viens de donner.

J'ai eu soin que les sinapismes fussent appliqués deux heures au moins avant le retour de l'accès ; et j'ai observé que les hommes qui en avaient souffert une forte douleur, avaient été délivrés plus sûrement de leur fièvre.

Je n'ai pu tirer aucune conséquence pratique de l'apparition des ampoules, ou amas de sérosité qui se sont formés chez quelques-uns le lendemain ou plusieurs jours après. Chez ceux-ci, les guérisons n'ont pas été plus fréquentes que chez ceux où je n'ai observé que l'effet rubéfiant. Cependant, il est à désirer qu'il se forme quelqu'ampoule, pour être assuré que le sinapisme a eu une action suffisante. Je suis loin de croire, avec Wansvieten, qu'une humeur subtile qui entretenait la fièvre, vienne se loger et se ramasser dans ces ampoules, d'où elle est expulsée ensuite. J'ai donné à entendre que ma manière de considérer les fièvres dépouillées de complication, les rapporte à une lésion des nerfs causée par le délétère fébrile, que je crois aussi actif que certains virus. J'ai là-dessus l'opinion de celui qui fut en quelque sorte le premier à faire usage du quinquina en France, de Talbot, qui disait que ce remède agit contre les fièvres à la manière des antidotes contre les venins. Torti, en parlant de ce spécifique, s'exprime ainsi : *Etenim si ulli unquàm specifico febrifugo locus est, semper adversùs eum poterit militare ratio, quod causam febris non evacuet, sed intùs detineat.* Il faut avouer que ces autorités sont bien propres à me persuader que les fièvres intermittentes ne tiennent pas de l'essence matérielle ou humorale qui est commune au plus grand nombre des maladies; mais bien qu'elles dépendent d'une cause spéciale, *sui generis.*

§. V. Il entre, avons-nous dit aussi, dans les conditions essentielles que les sinapismes soient bien préparés. Ceux dont je me suis servi étaient composés de moutarde en poudre, délayée dans du vinaigre, et mêlée avec de la pâte de farine de froment fermentée, ou levain; quelquefois j'y ai ajouté de l'ail réduit en pulpe. Je ne me suis jamais écarté de cette recette.

Il importe de savoir que la moutarde ne doit pas être ancienne ni pilée depuis longtemps. Celle qui date de plus d'un an, est quelquefois piquée d'un insecte; celle qui qui a été gardée en poudre a perdu, par la volatilisation, ou par l'exsudation, sa partie la plus caustique, sur-tout si elle n'a pas été renfermée dans des pots vernissés ou dans du verre. Pour plus de sûreté, il conviendra qu'elle soit mise en poudre le jour où l'on devra s'en servir.

La quantité qui doit entrer dans chaque sinapisme est d'une à deux onces. Si l'on a intention d'y joindre l'ail, on en fera éplucher trois ou quatre onces que l'on réduira en pulpe dans un mortier de marbre, et alors on y mêlera la moutarde avec deux onces de la pâte de farine de froment; on ajoutera un peu de bon vinaigre (1).

---

(1) J'avais fini mes expériences sur les sinapismes, et l'impression de ce mémoire allait être terminée, lorsque j'ai lu dans un auteur que, pour que la moutarde agît plus promptement et avec plus d'énergie, il fallait qu'elle fût délayée dans de l'eau, et non dans du vinaigre. Comme je n'ai pu expérimenter encore ce moyen, je me borne à l'indiquer; et, pour le faire mieux connaître, je transcrirai ce que j'en ai lu :

In parando sinapismo jubet sinapi aceto macerandum esse, cujus rei præter id, quòd ei experientiâ refragatur, oppositum docuit Aetius, lib. 3, cap. 181, et Oribasius, lib. 10, collect. med., cap. 13 monentes ex aceto sinapismum obtusius reddi : quod idem animadvertens Jacobus Holerius, lib. 3, de chirurgicis institutionibus, cap. 5, de pyroticis testatur aceto vim sinapis exolescere, quare aceto aqua præferatur. Ego tamen aliquando, ubi vehementius desideravi hoc medicamentum, in hunc usum lixivium assumpsi. . . . Petri Salii diversi, *tractatus de febre pestilenti. Edit. Bononiæ*, 1583, *pag.* 417.

Ce mélange doit être préparé deux ou trois heures avant d'être employé, mis dans un pot recouvert de son couvercle, et tenu dans un lieu dont la température soit de 20 à 25 degrés.

Pour se servir de cette pâte, on l'étendra sur une compresse à laquelle on donnera la forme convenable à la partie où l'application doit être faite. Cette partie préalablement rasée, s'il est nécessaire, sera mouillée avec du vinaigre ; on y appliquera le sinapisme qui sera maintenu par un bandage approprié ; le malade se tiendra au lit.

Après ces précautions, le sinapisme ne tardera pas plus de deux heures à produire une forte irritation, ou même une douleur pénible à supporter, et rougira fortement la partie sur laquelle se formeront ensuite des ampoules. On trouvera des sujets qui se plaindront amèrement de la douleur que cause ce topique, d'autres qui disent n'en ressentir qu'une chaleur locale très-vive ; quelques-uns qu'il leur semble être mordus par des chiens ; il en est aussi qui se plaignent faiblement. Il n'est pas indifférent de noter ces divers degrés de l'irritation causée par les sinapismes, car on pourra en pronostiquer le résultat.

Les effets sensibles des sinapismes ne sont pas toujours les mêmes. Outre l'excitation et la douleur locale qu'ils produisent, ils réveillent aussi l'action du système vasculaire, soit en l'excitant directement, soit en le délivrant du spasme qui l'opprimait, ce qui est rendu sensible par un pouls grand et plein sans être dur, par la chaleur de la peau, et par la disposition à la transpiration. On trouve à faire cette remarque dans presque toutes les observations que j'ai rapportées. Ce n'est pas cependant que je n'aie été quelquefois incertain sur le vrai caractère de cette diaphorèse, et que je n'aye pu croire, avec raison, qu'elle n'était que le second ou le troisième stade de la fièvre. Mais plus souvent j'en ai été dissuadé, en considérant que cette chaleur venait dans le temps où le froid aurait dû se faire sentir au malade, et plus encore par son absence le jour suivant qui correspondait aux retours de la fièvre : en sorte qu'il y a quelque probabilité pour croire que cette chaleur est moins fébrile que déterminée par le topique. Cette présomption trouve quelque fondement dans les guérisons qui ont été opérées toutes les fois que cette chaleur avait existé, tandis que le retour du paroxisme n'a pas manqué lorsque le froid s'était fait sentir.

Ce succès de la méthode perturbatrice, promis par l'absence de la période du froid, ne prouverait-il pas que cette même période est la plus importante, la plus caractéristique, et en quelque sorte constitutive de l'accès de fièvre ? Ne pourrait-on la considérer comme le symptôme propre de la maladie, tandis que la chaleur et la sueur seraient des symptômes subséquens, ou les effets du froid ? Cette façon de penser trouverait, j'en suis persuadé, beaucoup de critiques ; elle est trop peu développée dans ce Mémoire pour qu'il en soit autrement, et je conçois qu'on peut lui opposer, avec avantage, les accès dans lesquels le froid n'a pas lieu, et ceux encore où il est précédé de la chaleur. Toutefois ces cas subversifs de l'hypothèse que je propose, me paraissent être plutôt des anomalies, que des êtres avoués par le génie des fièvres intermittentes. Au reste, Brwn a consacré des idées analogues, lorsqu'il a dit qu'un accès de fièvre est une période morbifique toute débilitante, subdivisée en trois temps, dont le premier ou celui du froid est avec prostration considérable des forces; le second ou celui de la chaleur, avec une faiblesse moindre; et le troisième ou de la sueur, avec moins de faiblesse que dans les deux états précédens. Après quoi, les forces moins opprimées sont rendues au malade. Je ne sais pas si cette progression d'une faiblesse extrême au retour des forces naturelles que l'on retrouve en grande partie dans l'intermission, ne serait pas un témoignage qui déposerait en faveur de la question qui nous occupe. Mais cette discussion serait hors de propos dans ce moment; elle sera renvoyée à d'autres temps.

Observons seulement que ce que nous venons d'énoncer sur la période du froid, est analogue à ce que les anciens médecins en pensaient; ce qui les avait guidés vers des méthodes curatives, conformes à celle que nous venons de proposer. Il suffit de rappeler qu'ils faisaient usage du bain tiède ou chaud, pour combattre le frisson fébrile, pratique dont l'explication serait contraire à la théorie qui a été donnée des fièvres intermittentes par le D. Giannini, lorsqu'il a proposé de plonger les malades dans l'eau froide au moment où ils éprouvent la chaleur qui succède au froid. Après avoir cité les bains qui étaient admis comme moyen curatif par les anciens, nous pourrions faire remarquer que, dans ces temps reculés, on ne doutait pas que la souffrance des nerfs ne fût la considération majeure, et celle d'où devait naître l'indication curative. Voyons, pour preuve de ce que j'avance, quel était le but des médecins de l'antiquité lorsqu'ils conseillaient les frictions sèches, faites le long du dos, ou celles avec des linimens échauffans. Ils avaient le soin que ces manœuvres fussent pratiquées une heure ou deux avant l'accès, et ils choisissaient une partie du corps où les nerfs réunis en plus grand nombre, plus développés, moins profondément cachés sous les muscles ou sous les tégumens, et plus directement en rapport avec leur centre commun, pussent recevoir plus immédiatement et plus promptement l'action des moyens excitans que l'on dirigeait sur eux. Il n'est pas indifférent d'observer que ces moyens, savoir, les bains, et les frictions ne possédaient aucune propriété anti fébrile, c'est-à-dire, qu'en les employant, on ne se proposait pas de détruire, de neutraliser ou d'évacuer une humeur plus ou moins subtile, qui aurait été sensée entretenir la fièvre, mais bien d'opérer une excitation, soit locale, soit générale, propre à détourner celle qui était produite par la fièvre, ou, selon le langage que l'on employait alors, propre à réveiller les nerfs frappés d'inertie. Ce rapprochement des méthodes anciennes avec celle qui fait le sujet de ce mémoire, me semble être un témoignage en faveur des sinapismes, et prouve que dans les temps les plus reculés, on considérait la période du froid, comme la plus caractéristique d'un accès.

Les topiques rubéfians méritent, dans quelques circonstances, une préférence marquée, sur les remèdes que l'on administre à l'intérieur, et que certains estomacs ne peuvent supporter. On rencontre des personnes qui ont une répugnance invincible pour le quinquina, ou chez lesquelles l'idée seule d'un médicament excite des mouvemens nerveux très-inquiétans. Alors les sinapismes rendront des services signalés. Il serait à désirer que leur usage pût s'étendre, avec la même utilité, aux fièvres intermittentes aiguës ; je voudrais même pouvoir donner à cet égard des espérances fondées. Mais l'observation ne m'a pas encore assez éclairé pour que je me permette une décision affirmative. Une question de cette importance, mérite d'occuper les praticiens qui trouveront, dans la solution qu'ils en donneront, le moyen de perfectionner la thérapeutique des fièvres, et l'occasion, non moins désirable, de simplifier, peut-être, des traitemens qui, admettant beaucoup de remèdes pour être administrés à l'intérieur, tendent directement à troubler les fonctions de l'estomac, ou de tout autre viscère essentiel à la vie.

MÉMOIRE

Sur *un nouveau fébrifuge propre à remplacer le quinquina dans le traitement des fièvres intermittentes.*

Par M. AUDOUARD,

Médecin des armées de S. M. l'Empereur et Roi.

> Quid sit venenum febrile? Sive id intus natum fuerit, sive ab extra admissum, haud facile est explicatu, quia sensus omnes nostros plane superat, atque fugit; æque ac spiritus ipsi qui eo imbuuntur. Ideò que satis est ejus talem existentiam a posteriori, seu effectu, probari.
>
> Mortoni pyretolog. exercitatio I, Cap. vi.

Depuis quelques années, les fièvres intermittentes sont le sujet de beaucoup d'expériences, autant pour perfectionner leur thérapeutique, que pour remplacer le quinquina exotique par des productions indigènes. Je sais que des médecins recommandables ont fait leurs efforts pour que le Français trouvât, dans les lieux qui l'ont vu naître, des remèdes efficaces contre ces fièvres, et que leur zèle n'était pas moins entretenu par la sollicitude du Gouvernement, dirigée vers ce même but, que par leur dessein de servir l'humanité. Le succès a couronné faiblement ce concours de vues et de travaux philanthropiques; et les expériences, faites avec l'écorce de marronier, ou avec d'autres produits indigènes, n'ont pas indiqué encore le moyen de remplacer le quinquina. Pendant que mes confrères étaient appliqués à des recherches d'un si haut intérêt, loin d'eux, et au milieu du tumulte des armées, je marchais au même but. Comme eux, jaloux de mériter la bienveillance de notre auguste Souverain, je voulais m'entourer des accens de la reconnaissance des militaires dont la santé m'était confiée, pour offrir tout à la fois l'hommage de mes travaux et celui de mes succès. Dans les hôpitaux de l'armée de Catalogne, que je viens de quitter, j'ai essayé un fébrifuge composé de trois remèdes héroïques qui sont entre les mains de tous les praticiens. De nombreuses observations déposent en faveur de son efficacité; je les rapporterai avec le plus grand scrupule. Je n'ai pas usé de mystère dans mes expériences, et encore moins dans la préparation du fébrifuge, que j'ai même confiée à d'autres mains que les miennes, puisque la formule en a été exécutée par MM. les pharmaciens des hôpitaux dans lesquels j'ai exercé. L'hommage que j'en fais est désintéressé; je ne saurais faire un secret de ce qui peut tourner au bien de l'humanité.

Avant de parler de ce nouveau fébrifuge, et des avantages que j'en ai retirés, je crois nécessaire de rappeler les idées générales dont l'étiologie et la thérapeutique des fièvres intermittentes ont été l'objet; et, néanmoins, je me bornerai à celles qui ont eu le plus de crédit, afin d'éviter des détails qui donneraient trop d'extension à ce Mémoire.

C'est un sujet de curiosité que la controverse qui règne sur la nature et sur les causes des fièvres intermittentes. De grands médecins s'en sont occupés; et, depuis Hippocrate jusqu'à nous, on a vu se succéder tant d'opinions diverses, touchant cette partie de la pathologie, que l'on serait fort embarrassé sur le choix de celle que l'on doit adopter, si cette multiplicité même ne jetait dans la défiance sur leur valeur, et me portait à de nouvelles recherches. Telle est la position où je me suis trouvé en entrant dans la carrière médicale. Obligé de fouiller dans un terrain sur lequel s'étaient exercés les maîtres de l'art, j'ai abandonné les livres pour étudier les maladies auprès des malades même, et j'ai interrogé l'observation pratique plutôt que les auteurs. En relisant leurs ouvrages, je me suis confirmé dans les vérités que j'avais aperçues, et j'ai cherché à éviter les erreurs dans lesquelles ces médecins sont tombés; heureux si j'ai atteint ce but. Les opinions que je vais émettre, sont explicatives de ce que l'observation a soumis à mon examen, et je les garantirai de l'influence et de la partialité que l'esprit de système répand dans beaucoup d'écrits.

Depuis que j'exerce dans les hôpitaux militaires, j'ai donné une application particulière aux fièvres intermittentes; ce qui m'a été d'autant plus facile, que j'ai eu à les traiter dans divers pays où elles sont établies d'une manière endémique, comme dans la Lombardie, à Venise, à Rome, et dans certaines places fortes d'Espagne, telles que Figuères et Gironne, où j'ai prolongé mon séjour assez long-temps pour voir ces fièvres dans les saisons même où elles exercent leurs ravages. Chacun de ces pays m'a offert ces mêmes maladies avec des différences que je n'ai pas négligé de noter; et, cependant, j'ai pu me convaincre que leur essence était toujours la même. Plus actives dans quelques lieux, comme à Venise et à Rome, elles me fournissaient des fièvres intermittentes pernicieuses; plus modérées, comme dans la Lombardie, ces fièvres avaient une marche moins rapide, ainsi qu'en Espagne, où la complication bilieuse était d'une considération majeure. Mais, quelque forme, ou quelque nuance qu'elles aient empruntée, elles n'ont pu me cacher l'état nerveux qui les caractérise; aussi, afin de poser un fondement invariable de ma théorie, je donnerai sur ces maladies la définition suivante:

La fièvre intermittente est une affection nerveuse périodique, suscitée par un délétère dont la nature est si fine et si subtile que nos sens ne peuvent la saisir ni la reconnaître.

Cette fièvre a différens types, connus

sous les noms de *quotidien*, *tierce*, *quarte*, etc., selon que sa périodicité se répète tous les jours, ou tous les deux ou trois jours; elle est dite *double quotidienne*, *double tierce*, *double quarte*, etc., selon une correspondance d'accès alternatifs : ces distinctions sont connues de tous les praticiens; aussi me dispenserai-je d'en parler plus en détail. La fièvre intermittente a, quelquefois, entre ses paroxismes, des intervalles plus longs, comme une semaine, un mois, etc., ce qui constitue les intermittences hebdomadaires, mensuelles, etc. On en a vu une qui revenait tous les ans; mais cette espèce est si rare, que l'Histoire ancienne et l'Histoire moderne se réunissent pour nous en fournir un seul exemple; il est tiré de Pline (1), et a pour sujet *Antipater*, poëte de Sidon. Je transcrirai ce passage : « *Antipater Sy-* » *donius poëta omnibus annis, uno die* » *tantum natali, corripiebatur febre, et* » *eo consumptus est satis longâ Senectâ.* » On peut donner à la fièvre intermittente

(1) *Caii plinii secundi histor. natur.* Lib. VII Cap. LI, parties 1723.

autant de surnoms qu'elle offre de variétés dans sa périodicité. Ces surnoms sont toujours tirés de la durée du temps qui s'est écoulé entre deux paroxismes, mais ils n'expriment pas une maladie différente.

D'où dépend la périodicité de la fièvre intermittente? Pouvons-nous en tirer quelque conséquence utile? Cette périodicité est le phénomène inséparable de la cause qui engendre la fièvre, et ne constitue pas la maladie; elle contribue à sa forme, comme le frisson qui en est le symptôme principal. Ces modes ne sont que l'expression de la souffrance d'un système dont l'influence générale fait concourir toutes les parties du corps à l'inquiétude qu'il éprouve lui-même. Il n'est pas plus raisonnable de déterminer la cause de la périodicité, qu'il ne le serait de rechercher pourquoi les êtres de la nature diffèrent les uns des autres par leur conformation, pourquoi chacun d'eux a son organisation et sa forme particulières, et quelle est la cause de cette différence.

Aussi nous nous bornerons à reconnaître ce qui est positif, sans dessein de donner l'interprétation du silence et des secrets de la nature. Ne faisons pas, comme Sydenham, d'inutiles efforts pour prouver l'identité qu'il suppose exister entre la fièvre continue et l'intermittente, en disant que la première, dont la durée commune est de quatorze jours ou de trois cent trente-six heures, ressemble à une fièvre quarte qui durerait six mois, et dont chaque paroxisme serait de cinq heures et demie environ, ce qui reviendrait à un total de trois cent trente-six heures de fièvre; en sorte que, par cette manière de voir, une fièvre intermittente ne serait qu'une fièvre continue divisée en fractions. Mais cela ne nous apprend pas encore pourquoi ces fractions ont lieu, ou bien pourquoi la santé semble renaître après l'accès, comme une campagne riante reprend tous ses attraits après l'orage. Le grand Sydenham s'est donné beaucoup de peine pour établir une supposition en faveur de laquelle il ne produit que des incertitudes; car, que peut-on dire de positif sur la durée d'une fièvre quarte, ou de ses paroxismes? Mais ce n'était là qu'une idée renouvelée du Père de la Médecine, qui, souvent vrai dans ses calculs, ne pourrait être avantageusement cité lorsqu'il fait espérer la guérison naturelle d'une fièvre tierce ou quarte exquise, après plusieurs accès dont il détermine le nombre.

Pour nous, nous dirons que la périodicité des fièvres intermittentes est une de leurs formes constantes, qui les caractérise le mieux, et que cette périodicité ne trouve point sa cause dans l'individu où elle s'exerce, ni dans les humeurs plus ou moins naturelles qu'il renferme, ni dans les solides qui en marquent le retour, mais bien dans l'essence particulière de la maladie; et que la diversité des types ne constitue pas des affections différentes, parce que c'est toujours la même fièvre dont la saison ou l'idiosyncrasie du sujet rapproche ou éloigne les paroxismes.

En quoi consiste l'essence des fièvres intermittentes? Est-elle dans la nature, formée isolément? Est-il quelque lieu, quelqu'être vivant ou inanimé qui la renferment? Non, sans doute, elle est épidémique, et nullement contagieuse; elle tire sa force d'elle-même, sa composition des agens atmosphériques unis à des vices de nos humeurs, et ses moyens, de l'homme contre lequel elle dirige exclusivement son action, d'après une affinité pathologique.

L'observation médicale nous montre les fièvres intermittentes dans beaucoup de pays, mais dans des degrés bien différens, et avec plus ou moins de férocité. Que l'habitant du nord soit atteint d'une fièvre intermittente, il n'a pas à craindre qu'elle se revête du caractère pernicieux, ni qu'elle menace directement ses jours, tandis que dans les contrées méridionales elle est quelquefois mortelle, même à son début.

Dans ce premier aperçu, nous avons déjà une cause générale qui s'exerce sur l'homme, et sur tout ce qui l'entoure, savoir la chaleur. Son pouvoir est constaté, non-seulement par la différente température des pays, mais même par celle des saisons.

Il est aussi rare d'observer une fièvre intermittente chez les peuples septentrionaux, qu'aux mois de janvier et de février chez les méridionaux ; d'où l'on peut affirmer que la chaleur atmosphérique est le premier mobile des fièvres intermittentes. Il sera bien difficile de déterminer si son action est plus nuisible à l'homme en tant qu'il en est frappé directement, ou bien parce qu'il se trouve placé dans un milieu où elle s'exerce sur des substances dont elle hâte la fermentation, et la décomposition. On serait porté à croire quelquefois que le produit de cette fermentation est l'unique cause des fièvres; et, dans d'autres circonstances, on ne peut s'empêcher de reconnaître que la variabilité de la température, soumettant le corps de l'homme à des oscillations de froid et de chaud, dérange l'ordre de la transpiration, et détermine la fièvre. Une opinion mixte serait sans-doute la plus admissible; car, si nous reconnaissions comme cause suffisante des fièvres, les déplacemens de la matière de la transpiration, pourquoi, au lieu de cette série non interrompue de fièvres intermittentes automnales, n'aurions-nous pas à observer des rhumatismes aigus, des pleurésies, des inflammations générales ou limitées, des catarres, et tant d'autres maladies qui dépendent très-directement des vices de la transpiration. Cette difficulté est applanie par M. le baron Desgenettes, lorsqu'il nous dit : « La peste a attaqué plus particulièrement » les hommes exposés à passer subitement

» d'une atmosphère chaude à une atmos» phère froide, et réciproquement, etc. » (1). C'est pourquoi une théorie basée sur ce principe, que les causes occasionnelles ne servent qu'à mouvoir la disposition aux maladies, sera sans doute la plus applicable aux fièvres intermittentes, et nous dirons que la disposition est l'effet de l'action plus ou moins lente du délétère fébrile qui attaque les solides, et les liquides du corps vivant.

Ce délétère peut être considéré comme un virus qui s'introduit dans le corps, non point tel qu'il doit être pour agir de suite, et développer les formes qui le caractérisent, mais d'une nature inconnue, simple encore, incapable de produire des symptômes pathologiques, s'il ne trouve dans le corps humain des associations à contracter, de nouveaux mélanges à former, pour donner lieu à des productions nouvelles qui deviennent les causes premières ou procathartiques des fièvres; c'est un ferment pourvu d'une force inerte; c'est un germe qui doit éclore, lorsqu'il aura trouvé le

---

(1) *Voyez* Histoire Médicale de l'armée d'Orient, Paris, 1802.

lieu, et les circonstances propices à son développement, et ce lieu est, le corps de l'homme, qui lui est assigné par un arrêt du destin.

Quel partage affligeant ! Orgueilleux de mille dons qui brillent en lui, l'homme placé à la tête de tous les êtres vivans, se trouve aussi supérieur à eux par les faveurs qu'il reçut de la nature, que par les maux auxquels elle l'a asservi. Compensation déplorable ! justifiée dans plus d'une circonstance, mais particulièrement par les fièvres intermittentes. En effet, certains animaux sont, par leur organisation, susceptibles d'être atteints de quelques maladies virulentes communes à l'homme, telles sont l'hydrophobie, la gale, l'antrax, etc. Mais aucun ne s'est montré attaquable par les causes qui produisent les fièvres intermittentes. On ne manquera pas de résoudre ce problême en disant que les vices contractés dans l'état de société ont tellement éloigné l'homme de son origine première, qu'il ne lui est plus permis d'invoquer la nature, cette mère commune, pour en recevoir l'immunité contre ses maux. Cette assertion, qui peut être vraie dans quelques cas, ne peut servir de base à un principe général. En effet, que de lieux ne voit-on pas, éloignés des grandes villes, où, par un travail qui tourne à son bonheur, l'homme reçoit de la terre tout ce qui est nécessaire à son existence, où sans aucune idée des jouissances mondaines, il ignore les besoins qui assiègent son semblable dans l'opulence même! Eh bien! cet homme n'est pas à l'abri d'éprouver une fièvre intermittente qui vient désoler épidémiquement son pays. S'il en est attaqué dans la simplicité de ses mœurs, et dans la frugalité de sa table, ne doit-on pas croire qu'il porte en lui-même une disposition naturelle à ces maladies, ainsi que les matériaux de l'infection?

Lorsqu'on a vu se manifester une épidémie insolite de fièvres intermittentes, ou de tout autre fièvre, on a pu observer auparavant quelque vicissitude notable de l'atmosphère, ou quelque changement et quelque innovation dans le pays même, comme sont de fortes alluvions, le desséchement d'un marais, le curage d'un canal, ou la putréfaction des cadavres que l'on n'aurait pas enterrés profondément, ainsi que cela peut arriver aprés une bataille, pendant un siége, etc. Je viens d'être témoin en Catalogne de ce que peuvent les vicissitudes de l'atmosphère pour produire ou augmenter la disposition aux fièvres intermittentes.

Dans les circonstances que je viens de rapporter, la chaleur de l'atmosphère s'exerce sur ces foyers de putréfaction, et y établit le travail de la putréfaction. Elle consume l'humidité en l'attirant dans l'air, et avec cette humidité se dégagent des gas nuisibles à l'espèce humaine. Ces gas ayant l'air pour véhicule, se répandent au moyen des vents, et rendus plus expansibles et plus pénétrans par la chaleur même, ne tardent pas à s'introduire dans nos corps, et à y établir le ferment fébrile dont l'action est plus ou moins favorisée par le tempérament du sujet, par la nature de ses humeurs, par la saison, et par les circonstances déterminantes qui en facilitent le développement.

Tel est le virus ou l'élément des fièvres intermittentes à son origine; il ne peut rien encore, et ne produirait même aucun désordre dans l'économie de l'homme, s'il ne trouvait à s'y perfectionner, et à s'y associer avec d'autres agens qui augmentent son action morbifique. Je ne fournirai certainement aucune preuve de ce mélange, ni des qualités nouvelles que ce virus acquiert au-dedans de nous; ce travail se passe trop mystérieusement pour que nous puissions en saisir le mode, ou ce qui en résulte intérieurement; mais il ne peut être révoqué en doute, lorsqu'on réfléchit que le vice de l'atmosphère est commun à tous les animaux parmi lesquels il en est plusieurs dont la structure et les fonctions se rapprochent beaucoup de celles de l'homme. Cependant ces animaux que nous avons vus sujets à d'autres maladies communes à l'espèce humaine, ne souffrent pas des fièvres intermittentes. Nous expliquerons cela par l'aptitude individuelle des êtres, et nous dirons que, si l'homme a, de commun avec quelques animaux, une aptitude à certaines maladies, il est aussi exclusivement propre à d'autres. Nous en avons un exemple dans les fièvres intermittentes.

Mais il ne faut pas s'arrêter aux mots, lorsqu'on veut expliquer des choses qui

frappent

frappent nos sens. Ainsi, dire que l'homme a une *aptitude* spéciale aux fièvres intermittentes, c'est dire qu'il est en lui, dans son organisation, dans le matériel de son individu, quelque chose qui, favorisant le délétère atmosphérique dont l'introduction dans le corps s'est déjà opérée, active l'action de ce ferment en modifiant sa nature, en s'unissant à lui, ou en lui donnant des qualités qu'il n'avait pas. Tel est alors le germe parfait d'une fièvre intermittente dont le développement se fera spontanément, ou par une cause déterminante qui troublant l'ordre des fonctions, affaiblira la résistance vitale qui s'opposait au pouvoir morbifique.

D'après ce que nous venons d'exposer des conditions nécessaires pour que le délétère donne lieu à un premier accès de fièvre, il serait, ce me semble, contradictoire de dire que quelquefois l'apparition de l'accès suit immédiatement l'absorption que fait le corps du vice de l'atmosphère; c'est ce que l'on a démontré par plusieurs exemples, et particulièrement par celui tiré de Lancisi où il est dit qu'un changement inopiné du vent régnant ayant dirigé les exhalaisons d'un marais vers un lieu voisin où était une société assez nombreuse, presque toutes les personnes de cette société furent aussitôt saisies de la fièvre ; d'où l'on peut conclure que le délétère, étant introduit, peut déterminer subitement un accès. Ce qui est d'observation, ne saurait être contesté. Mais, touchant le fait qui vient d'être rapporté, comme envers ceux qui auraient avec lui quelque ressemblance , on objectera avec raison , que la prédisposition aux fiévres intermittentes n'est jamais assez manifeste pour qu'on puisse distinguer les cas où elle existe, et ceux où elle n'existe pas. Il est même très-probable que tous les habitans d'un pays fécond en ces sortes de fièvres, sont plus ou moins disposés à les avoir, puisque les causes qui engendrent la disposition, sont communes à tous ; et qu'il n'y a d'exempts que ceux qui, par leur énergie vitale , ou par la bonne constitution de leurs humeurs, ont repoussé, ou même rendu nulles les atteintes du délétère , ou sur lesquels aucune cause occasionnelle ne s'est exercée. Aussi, le fait qui nous est transmis par Lancisi, peut-il être expliqué de cette manière, que les personnes qui éprouvèrent la fièvre à l'instant qu'elles furent frappées du miasme marécageux, portaient en elles-mêmes la plus grande disposition à cette fièvre, et que le miasme qu'elles absorbèrent dans une proportion extraordinaire, ou le vent qui fut, sans doute, d'une température différente, devint la cause déterminante de l'accès qu'elles éprouvèrent. Pour avoir là-dessus quelque chose de positif, il faudrait que des individus, arrivés nouvellement dans un pays marécageux, fussent mis avec un nombre égal d'habitans de ce même pays, dans les mêmes circonstances, et sous les mêmes causes déterminantes de ces fièvres. On pourrait avoir alors des faits concluans pour ou contre la disposition morbifique, de même que sur l'action plus ou moins spontanée du vice de l'atmosphère. Jusqu'à ce que de pareilles expériences aient été faites, on ne pourra pas lever le doute qui règne sur ces deux propositions.

Le délétère qui cause les fièvres intermittentes, semble bien avoir quelqu'analogie avec celui des fièvres rémittentes ou continues qui ont un caractère contagieux, et dont la fiévre d'hôpital nous fournit un exemple ; mais, dans cette dernière, nous avons à faire cette remarque, qu'il se mêle plus intimement avec les humeurs animales, particulièrement avec le sang dont il peut opérer la décomposition ; c'est pourquoi on observe souvent des évacuations critiques qui annoncent que quelque matière a subi la coction pathologique. Il n'en est pas de même dans les fiévres intermittentes, parce que le travail se passant dans les nerfs, ne promet aucune évacuation, et c'est peut-être à ce défaut de coction de matières que ces fiévres doivent de ne pas être contagieuses, tandis que celles, dites d'hôpital, le sont à un très-haut degré ; mais si les intermittentes obtiennent en cela un avantage précieux, elles n'ont pas celui d'éteindre chez les individus la disposition aux retours de la même maladie, comme dans les autres fiévres. Il est d'observation que ceux qui ont subi une fiévre d'hôpital, sont peu sujets à la contracter de nouveau. Cette vérité a été suffisamment démontrée par M. Gilbert (1), qui a fourni des exemples

(1) Voyez le tableau historique des maladies in-

à l'appui. Je m'en suis occupé aussi dans un mémoire que j'ai donné sur l'origine des virus (1).

Par quelle voie se fait l'absorption du principe des fièvres ? Là-dessus, il ne peut y avoir de contestation ; trois voies principales lui sont ouvertes : savoir, la respiration, la déglutition, et l'absorption cutanée. L'acte de la respiration portant dans les poumons des colonnes d'un air mal sain, contribue à imprégner les humeurs qui traversent ces organes du délétère que cet air contient. Si c'est par la déglutition que l'on suppose que se fait l'introduction du ferment fébrile, nous trouverons en effet, non-seulement que les alimens qui se sont saturés d'air par la mastication, se précipitent avec lui dans l'estomac, mais même qu'il y descend avec l'eau que l'on boit, laquelle devient un intermède propice à l'introduction du délétère. Mais la peau est peut-être la voie d'absorption la plus favorable. La facilité

ternes de mauvais caractère qui ont régné à la grande armée, etc. Berlin, 1808.

(1) Voy. Annales cliniques de la société de médecine pratique de Montpellier, pour l'an 1808.

qu'a l'air de se mettre en contact avec elle ; la grande surface qu'elle présente ; la propriété qu'elle a d'absorber des fluides plus ou moins denses, et ses communications aussi étendues que rapides avec l'intérieur du corps, lui donnent toute sorte de moyens de favoriser l'absorption du vice de l'atmosphère qui contribue à l'origine des fièvres.

Ce délétère n'a point de siége connu. D'après les différentes manières dont il s'introduit, on serait autorisé à le voir se mêler avec le sang dans les poumons ; à se combiner avec le chile dans le travail de la digestion, ou à se fixer sur les nerfs de l'estomac qui est un des centres les plus importans du systéme nerveux ; et s'il était absorbé par la peau, on pourrait le supposer introduit dans le tissu cellulaire, et circulant dans les vaisseaux lymphatiques, ou se portant indistinctement sur les différens organes avec lesquels la peau entretient des relations.

Quoique nous ignorions en quel lieu du corps humain il repose, il ne nous sera pas défendu pour cela de dire quelle est la partie sur laquelle il exerce plus spécialement son action. La définition que nous avons donnée de la fièvre intermittente, fait pressentir quelle est notre opinion sur ce point. Le délétère ne porte pas son action sur le système vasculaire, ni sur les muscles qui paraissent néanmoins prendre une part active au trouble fébrile ; il en est de ce virus comme de l'hydrophobie, qui se propage dans le corps au moyen du système limphatique, qui met à se développer, un temps indéterminé, et qui fait paraître ensuite les symptômes nerveux les plus effrayans. L'une et l'autre de ces maladies nous prouvent que la considération des causes premières, dans quelques cas, ne dit rien pour l'indication curative, et qu'il est plus sage d'arrêter les effets que de combattre les causes procathartiques, surtout lorsqu'à leur origine elles sont aussi imparfaitement connues que celles des fièvres intermittentes. Quels sont donc les effets ou les phénomènes produits par ces causes? C'est ce que nous allons examiner.

En admettant que toutes les causes propres à produire une fièvre intermittente, se sont réunies contre un individu, on verra paraître, soit spontanément, soit après une cause déterminante, des frissons qui occuperont tout le corps, ou seulement quelqu'une de ses parties. Quelquefois ces frissons se changeront en un froid rigoureux qui durera plusieurs heures, et pendant ce temps, la petitesse du pouls, l'état spasmodique des muscles, et l'anéantissement des forces vitales indiqueront la part manifeste que le système sensitif prend au trouble qui règne dans tout l'individu, s'il n'est lui-même l'auteur de ce trouble. L'habitude que nous avons de voir les accès des fièvres intermittentes ordinaires, offrir à peu près la même intensité, nous fait négliger les considérations pathologiques dont ils devraient être l'objet. Pour persuader mes lecteurs de l'utilité de cet examen, j'appellerai leur attention sur les fièvres intermittentes pernicieuses. Ces dernières ne sont point, par leur essence, différentes des autres fièvres intermittentes ; le caractère féroce qu'elles prennent, leur mérite seulement d'être placées au premier rang dans une nomenclature des ces fièvres dont elles sont, en effet, le degré le plus élevé : à quels traits les reconnait-on, si ce n'est aux symptômes nerveux qu'elles manifestent ? C'est ainsi qu'on en voit d'épileptiques, de frénétiques, etc.; mais ces symptômes caractéristiques de l'intermittente pernicieuse, nous apprennent que dans les intermittentes ordinaires, il existe un état pathologique analogue, plus latent, il est vrai, mais dans lequel il y a incontestablement souffrance des nerfs. Si les fièvres intermittentes de toutes les espèces sont de même nature, et distinguées seulement par des degrés d'intensité plus ou moins grands, on ne pourra pas supposer que les unes sont l'expression de la souffrance des nerfs, et non pas les autres. Aussi, je ne balance pas à dire que les accès des fièvres intermittentes sont des périodes morbifiques caractérisées par plus ou moins de spasme qui indique la souffrance du système nerveux.

Ce spasme dure autant de temps que le frisson, et cette période, à mon avis, constitue seule un accès de fièvre; elle est, selon l'opinion de Brwn, le temps de la plus grande faiblesse, et je crois que la chaleur et la sueur n'en sont que la conséquence nécessaire. Aussi, je suis loin de penser qu'elles soient indispensables pour caractériser un accès ; ce qui le prouve, c'est qu'elles sont d'autant plus fortes, que le froid a été plus grand, c'est-à-dire, que la réaction qui les a produites, s'est mesurée sur la résistance morbifique, ou sur la puissance qui a précédé ; et ce mécanisme morbifique, au lieu de nous offrir un concours d'agens congénérés pour subjuguer la maladie, nous présente, au contraire, une puissance vaincue par une autre puissance plus forte, d'où naît la chaleur, que l'on doit à l'effort que fait la vie pour rétablir l'ordre des fonctions, et sur-tout la circulation du sang à laquelle on est redevable du retour de cette chaleur. Si cette réaction vitale, qui subjugue la maladie, n'avait pas lieu, la période du froid se prolongerait, et terminerait même les jours du malade. C'est ce qui arrive, sans doute, dans les fièvres pernicieuses, où la vie est tellement opprimée, qu'elle est contrainte de céder à l'effort morbifique qui la tyrannise. Pour être convaincu de cette vérité, il faut avoir été témoin de quelques-unes de ces dernières fièvres, où l'anomalie et la vigueur des symptômes prouvent bien clairement l'impuissance des réactions vitales qui se passent dans le corps.

Tout le monde sait combien sont dangereux les accès dont le froid dure long-temps; c'est encore pendant cette période que les vieillards souffrent le plus, parce que, chez eux, les moyens de réaction sont moindres; c'est enfin pendant le froid que, chez les personnes irritables, et chez les enfans dont la mobilité nerveuse est très-grande (1), on remarque des convulsions et tout l'appareil qui indique la souffrance particulière des nerfs, tandis que, chez les adultes, qui ont beaucoup plus de résistance vitale, on ne voit qu'un grand trouble suivi, comme dans les autres âges, d'une prostration considérable des forces : cette prostration même indique quelle a été la souffrance des nerfs; car, supposons une fièvre éphémère qui dure vingt-quatre heures, et un premier accès de fièvre qui dure tout autant de temps, les forces ne

(1) A cette occasion, il convient de s'étayer d'une réflexion de Franck, que cet auteur a exprimée en ces termes : *Infantes sub paroxismis convulsi non nunquam decedunt....* Voyez Epitome de curandis hominum morbis.

seront pas diminuées dans le premier cas, tandis qu'une faiblesse considérable suivra le second. Cette faiblesse se rapporte parfaitement à celle qui succède aux affections nerveuses, comme dans une attaque d'épilepsie, dans des convulsions, dans une atteinte de tetanos, etc., et nous autorise à croire que, dans les fièvres intermittentes, l'action morbide se passe toute dans les nerfs.

Le danger de la période du froid n'est pas moins démontré par les funestes effets que les personnes, faibles de leur constitution, ou rendues telles par les maladies, ressentent de l'impression du froid. Cette remarque est faite par Huxam, à propos des fièvres intermittentes; il démontre l'identité qui existe entre ce qui se passe, lorsqu'on ne peut supporter la température froide d'un bain, et le trouble qui a lieu pendant un accès de fièvre. Nous reconnaîtrons, en effet, avec cet auteur, qu'une personne faible, plongée dans un bain d'eau froide, manifeste la pâleur et la lividité de la peau, l'abattement des forces, la petitesse du poulx, et cet état voisin d'une lipothimie complète, ou même des convulsions, symptômes qui appartiennent à la période du froid des fièvres intermittentes. Il n'est même pas douteux que cette personne ne trouvât la mort dans ce bain, si elle n'en était promptement retirée, et ce qu'elle va éprouver, nous offrira une imitation parfaite d'un accès de fièvre. Lorsque le froid, qui gênait la circulation du sang dans les vaisseaux qui se distribuent à la surface du corps, a cessé de porter son impression nuisible, la chaleur intérieure, ou la vie, s'est répandue à l'extérieur au moyen du sang qui a été libre de circuler; des sueurs plus ou moins abondantes ont succédé à cette chaleur, et le calme en a été la suite. Mais, dans ce cas, le froid a été le moteur des accidens qui ont eu lieu, tandis que la chaleur et les sueurs ont été le résultat de la réaction que la vie a exercée contre les atteintes portées par cet agent, et ces évènemens successifs ont composé un accès factice, sans qu'il fût nécessaire qu'une maladie spéciale en ordonnât la succession. Il en est de même dans les fièvres intermittentes. Le passage subit qui se fait du froid au chaud, est un contraste qui a embarrassé beaucoup de médecins; il leur paraissait peu naturel que la cause qui avait imprimé au corps un sentiment de froid, pût aussi réveiller en lui la chaleur, et produire des sueurs. Ce contraste sera toujours un problême pour ceux qui feront dépendre ces deux dernières périodes de l'essence de la fièvre, tandis que la solution en sera facile, si on les considère comme le résultat de la réaction vitale qui s'exerce contre l'action du froid. C'est aussi ce que nous a démontré l'exemple que vient de nous fournir l'immersion dans l'eau froide, et que nous fourniraient également plusieurs cas pathologiques, si nous voulions les analyser.

Quelques accès de fièvre sont avec chaleur et sueur seulement; d'où l'on pourrait m'opposer que le froid n'est pas nécessaire pour constituer un accès. Je répondrai que, si la période du froid n'est pas toujours sensible, c'est que l'excitation nerveuse qui la produit, a été trop faible pour être aperçue, mais qu'il n'a pas moins fallu que l'état nerveux ait été combattu par la réaction vitale qui a suscité la chaleur; aussi, dans ces cas, cette dernière est-elle plus faible que dans les accès ordinaires, parce qu'elle est le résultat d'un moindre effort et d'une réaction plus faible. Cette assertion, qui est confirmée par la pratique, revient à ce que nous avons déjà dit, que le froid fébrile très-intense, ou long-temps prolongé, indique le degré ou la durée de la chaleur qui doit suivre, car l'intensité des premiers symptômes est toujours la mesure des seconds. Mais c'est précisément ce rapport entre ces deux périodes, que j'invoque en faveur de ce que j'ai dit, que le froid constitue seul un accès de fièvre, et que les autres périodes n'en sont que la suite inévitable et nécessaire. Les objections que l'on pourrait me faire, seraient tirées de quelques accès irréguliers, les uns avec froid seulement, les autres avec chaleur. Je répondrai à toutes ces objections par ces mots, qu'il ne faut pas juger du caractère des maladies par quelques faits isolés et disparates, mais par la pluralité des observations concordantes; car, en médecine, les faits isolés qui s'éloignent de l'unanimité des suffrages, recueillis par l'observation, sont des êtres sortis de la ligne naturelle, et considérés comme illégitimes.

Nous avons justifié, par l'analogie et par le raisonnement, ce que nous avions posé en principe, touchant la fièvre intermittente; c'est une affection nerveuse sollicitée par un délétère, *sui generis*, dont nous n'avons pas démontré, *à priori*, la nature, mais sur lequel nous avons acquis des données assez certaines qui nous ont été fournies par l'induction. Il convient maintenant d'examiner quel crédit méritent les opinions le plus en vigueur dont ces fièvres ont été l'objet. Cet examen nous fera découvrir peut-être quelque vérité nouvelle, et nous fournira des preuves en faveur de notre manière de voir. Celle de ces opinions qui compte le plus de partisans, et qui a franchi déjà plusieurs siècles, applique la doctrine des crises au traitement des fièvres intermittentes, et fait considérer ces maladies comme tirant leur source des congestions bilieuses, des vices du sang, de la pituite, de l'atrabile, etc. Voyons quel degré de confiance elle mérite.

Une opinion très-ancienne, et qui trouve encore beaucoup de partisans, veut que la bile, mise en fermentation ou trop abondante, soit la cause des fièvres intermittentes. Les vomissemens qui expulsent une quantité plus ou moins considérable de cette humeur, ont paru donner à cette conjecture un certain degré de probabilité; on a supposé que la bile, irritant l'estomac, donnait naissance à l'excitation fébrile, comme si l'on ne pouvait objecter que, si elle avait été versée en effet dans l'estomac, elle y exercerait une action permanente, et non point marquée par des retours périodiques. On objecterait encore que ces débordemens de bile existent à l'invasion des fièvres d'éruption de la petite vérole, de la rougeole, etc.; et cependant on n'a pas imaginé encore que ces dernières maladies tirassent leur origine du ferment bilieux. S'il était vrai que la bile, plus abondante, plus épaisse ou plus âcre, donnât lieu à ces fièvres, toutes les indications curatives seraient remplies au moyen des émétiques ou des purgatifs, et des délayans. Cependant, de tels moyens ont eu pour effet d'exaspérer les symptômes, et de donner plus d'intensité à la maladie.

Les sectateurs des méthodes, qui réclament les crises comme les moyens curatifs les plus certains, n'ont pas manqué de voir dans les vomissemens de bile qui ont lieu pendant la vigueur des accès, l'opération de la nature par laquelle la cause qui avait suscité la fièvre, ou qui l'entretenait, est chassée hors du corps; cette manière de raisonner est erronée, parce qu'elle déplace les phénomènes morbifiques de leur ordre successif, et qu'elle fait considérer comme cause ce qui n'est simplement que l'effet. Le vrai point de vue sous lequel il faut voir ces vomissemens, est de les attribuer à une irritation nerveuse, qui, frappant de spasme la vésicule du fiel et les premiers intestins, ou qui, dérangeant le mouvement péristaltique, fait refluer la bile dans l'estomac. Mais le spasme n'est point dû à l'effusion de cette humeur dans les premières voies digestives, puisqu'elle n'a existé qu'après lui; ce qui est démontré vrai par ces cas, où une fièvre intermittente saisit, pour la première fois, un individu sortant de table, où il a pris, de bon appétit, un repas copieux. Les vomissemens qui surviennent alors, après avoir expulsé les alimens, procurent aussi la sortie de beaucoup de bile. Doit-on penser que cette dernière humeur était dans l'estomac avant le repas? Il me semble que l'appétit en aurait été diminué, et que quelque autre symptôme aurait, dans les jours précurseurs, annoncé la dépravation des fonctions digestives et la disposition à la fièvre.

D'après cela, ne suis-je pas autorisé à dire que les guérisons des fièvres intermittentes, qui semblent être dues à des évacuations abondantes de matières, ont conduit à des erreurs ou à de fausses interprétations de l'observation pratique. Ces évacuations sont produites par l'effort de la nature ou de l'art contre les complications de la fièvre. Si les congestions de bile et d'autres humeurs étaient les causes des fièvres intermittentes, pourquoi ces dernières seraient-elles plus particulières à quelques pays? Pourquoi ne seraient-elles pas aussi répandues que les affections bilieuses elles-mêmes, qui sont de tous les lieux? Pourquoi, dans les constitutions médicales abondantes en choléra-morbus, en dyssenteries bilieuses, en ictères, ces fièvres ne sont-elles pas plus fréquentes ou plus féroces? C'est que la bile n'est que le moyen par lequel elles se développent, et qu'il faut rechercher un agent plus actif, une force propre qui leur donne la forme sous laquelle elles se présentent. Cet agent est le virus fébrile dont l'action se porte directement sur les nerfs. Aussi, les médecins, qui ne voient que l'action de la bile, ont-ils été en peine lorsqu'ils ont voulu expliquer les guérisons qui s'opèrent sans évacuations ou sans aucune apparence de crise; et alors, fidèles à leurs principes, et pour ne pas les abandonner, ils se sont rejetés sur les crises insensibles, sur la coagulation de la matière morbifique, sur sa neutralisation, ou sur son absorption par les remèdes. Ces guérisons, sans apparence de matières, embarrassaient Torti, qui, entièrement dévoué à la doctrine des crises humorales, n'a pu s'empêcher de dire avec étonnement : *Insignes évacuationes! licèt (ut ingenuè fateor) ut plurimùm non succedant...* (1) Que doit-on penser, à plus forte

(1) *Therap. specialis.* Lib. I., cap. III.

raison, de la doctrine qui, considérant les accès comme des mouvemens suscités par la nature, attribue à ces mouvemens même une faculté curative à l'aide de laquelle la matière morbifique est préparée, évacuée ou détruite; car on n'a pas encore décidé laquelle de ces trois opérations ils exécutent positivement? Si les accès étaient des moyens de solution naturelle, combien de malades ne se livreraient-ils pas à cet espoir consolateur! que de fièvres, qui se prolongent un temps considérable, seraient arrêtées dans leur marche par leur propre moyen! mais à combien plus forte raison l'homme ne serait-il pas mis à l'abri du dépérissement, de l'abattement des forces, et des maladies consécutives qui sont trop communément les effets de la répétition des accès. Si les partisans de la doctrine des crises avaient réfléchi à ces désordres qui se passent, lorsque, selon eux, la nature est occupée à combattre la maladie, ils n'auraient pas propagé des erreurs qui viennent de ce qu'ils ont pris pour des crises ce qui n'était que le travail de la séparation de la fièvre même d'avec les causes des maladies qui formaient la complication.

Une difficulté que l'on peut opposer à la doctrine des crises appliquée à l'étude des fièvres intermittentes, sera tirée des cas nombreux, où, aucun mouvement décrétoire n'ayant eu lieu, la fièvre cesse. Elle sera tirée, en outre, de l'effet du quinquina lui-même, qui agit d'autant mieux qu'il ne procure point d'évacuations. Je trouverai la même difficulté, si j'examine les dangereux effets des évacuans purgatifs dont cependant quelques médecins ont fait leur panacée miraculeuse contre les fièvres intermittentes. Ces médecins, ayant présent à l'esprit ce faux principe, que la nature prépare et cuit par degrés les matières qui doivent être évacuées ensuite, et dont le paroxisme aide l'évacuation, ont été, s'instituant les ministres de cette nature, jusqu'à donner des purgatifs au moment ou peu a ant le paroxisme. Cette manière de combattre les fièvres me paraît plutôt perturbatrice que naturelle et méthodique ; elle a réussi peut-être quelquefois. A côté des succès peu nombreux dont elle s'appuye, voyons les dangers dont elle est entourée, et nous trouverons que loin de mériter la confiance, elle est toute au détriment de l'humanité.

Les médecins qui l'ont mise en vigueur, ne pourraient adopter ce précepte de Torti, et blameraient peut-être cet auteur sur la réserve ou l'ignorance qu'il affecte, lorsqu'il dit : *cùm ergò qui febres intermittentes curare aggreditur, nihil aliud possit intendere nisi submovere paroxismos, et ad coctionem, (verbo iterùm usitato sit venia) causam perducere; et cùm postremum istud per viam evacuationis, ut notum est, nequeat obtineri, reliquum est tantùm modò ut, sublatis per chinam chinæ accessionibus, ipsa demùm antecedens causa, quœcumque sit, ad intestinam secretionem, et inde secuturam spontaneam excretionem paulatim disponatur per viam alterationis*, etc.

Lorsque nous n'étions pas en possession de l'écorce du Pérou, on guérissait les fièvres avec les amers indigènes, par des amulettes placées sur différentes parties du corps, ou par des topiques rubéfians ; aucun de ces moyens n'avait la propriété d'évacuer les humeurs ; cependant on leur attribuait les guérisons. Quel était donc le pouvoir de ces remédes ? Agissaient-ils en dépurant le sang, ou en coagulant la matière fébrile ? (Pour me servir des expressions familiéres aux sectateurs de la doctrine des crises), si telles étaient les conséqnences que l'on veut en tirer, on les verrait sans cesse en opposition avec les principes, et leurs auteurs même seraient trouvés peu d'accord entre eux. Je citerai à cette occasion un autre passage deTorti.., *recolligendo itaque hìc quœ sparsim dicta et dicenda sunt, extra dubium est chinam chinam non agere in fluida, ut ea in universum figat, neque hoc ab ullo asseri posse; sed ad summum, quòd figat causam febrilem fluida ipsa perturbantem, et effervescere facientem.*

Cette cause fébrile, à laquelle cet auteur attribuait le pouvoir de troubler les fluides du corps humain, lui était parfaitement inconnue. Aussi, s'écrie-t-il, *sed ecquis certò novit materiam illam, quœ fermenti febrilis nomen sortitur, non esse aliquid in sanguine vel alio quolibet succo nimis exaltatum?* C'est d'aprés ces idées, qu'il a entrepris ses expériences du mélange du quinquina avec différentes humeurs des animaux ou de l'homme même? expériences qui lui ont appris que le sang devenait plus fluide, que la bile changeait de nature, comme s'il avait pu tirer de ces faits quelque conséquence applicable à la thérapeutique des fièvres intermittentes; il opérait avec des matériaux privés de vie, tandis que le quinquina pris intérieurement est secondé par cette faculté tutélaire dont les organes sur lesquels il opère, sont pourvus. Torti cherchait à découvrir les secrets de la nature, loin des lieux où ils reposent, et ses expériences n'ont point dissipé les ténébres qui nous cachent l'action salutaire du fébrifuge.

Cette action du quinquina a jeté la plus grande confusion dans les opinions qui avaient régné avant que nous fussions en possession de cette écorce. Administré à des doses très-fortes, il n'a point paru causer le moindre trouble dans l'économie animale; son usage n'a été suivi d'aucune crise apparente le jour de son administration, ni même plus tard; au lieu de produire des évacuations, il les rend au contraire plus rares. Aussi, les médecins ont-ils donné dans le vague des hypothèses: les uns, a l'exemple de Torti, ont dit qu'il agit sur le sang pour fixer le ferment fébrile; d'autres, qu'il calme l'effervescence de la bile mêlée au suc pancréatique trop long-temps retenu dans le pancréas; tantôt l'acidité du sang produite par les mauvaises digestions en est corrigée, et, d'autres fois, il étouffe une humeur vicieuse qui se mêle au fluide nerveux. Telles ont été les manières d'expliquer l'action secrète du quinquina, qui, pour le dire en passant, ne trouva d'opposans, lorsqu'il fut introduit en Europe, que parce qu'il ne produisait aucune évacuation, et qu'alors ou était plein de l'idée qu'une fièvre intermittente était imparfaitement guérie, si l'on n'avait pas observé des évacuations copieuses.

Ce que je viens de dire sur l'inefficacité des crises, ne détruit pas les avantages que l'on retire des émétiques, des purgatifs, etc., lorsqu'ils sont dirigés contre les causes qui compliquent les fièvres intermittentes. Ces causes, dont la principale est la bile, excitées par la chaleur, par des excès dans le régime, ou par une passion de l'ame, deviennent plus actives, et sont les moteurs de la disposition à la fièvre. Les évacuer est sans doute une obligation imposée au médecin, puisqu'il doit, autant qu'il est en lui, dépouiller la fièvre de ses complications. Mais nous avons eu occasion de voir que, sans la disposition aux fièvres, les causes déterminantes ne peuvent les produire; tout comme ces maladies peuvent exister sans la présence même de ces causes, puisqu'en effet elles persistent, lorsque le médecin a acquis la certitude morale qu'il a procuré des évacuations suffisantes. Le petit nombre de celles qui cèdent aux évacuans, ne peut être cité pour prouver le contraire de ce que j'avance; il est même des pays, où il faut s'interdire absolument les purgatifs; c'est ce que j'ai été à portée d'observer à Rome. J'ai lu dans un ouvrage moderne que la cause prédisposante des fièvres intermittantes ayant probablement son siége dans le systéme nerveux, sa guérison par les purgatifs ou par les émétiques, est le résultat de l'action de ces remédes sur les nerfs, action qui est supposée être aussi subtile que le fluide nerveux lui-même.

Cette nouvelle propriété donnée à ces remèdes n'est, à n'en pas douter, que pour lever la difficulté que l'on trouvait à expliquer les guérisons qu'ils opèrent, parce-qu'on a la manie de donner des explications de tout ce qui frappe notre attention. Pour nous, nous dirons que quand les évacuans opèrent la guérison d'une fièvre intermittente, c'est parce que l'élément fébrile n'est pas dans le corps avec une force suffisante pour rappeler le paroxisme qui n'avait été suscité déjà qu'à la faveur de la cause déterminante, laquelle, étant évacuée, laisse l'élément fébrile livré à sa force propre, ou mieux à son inertie.

Que l'on me permette de dire quelque chose aussi sur les crises par les urines. Ces humeurs crues, et très-claires pendant la période du froid, deviennent plus colorées pendant la chaleur, et finissent par déposer un sédiment terreux, que l'on a surnommé *briqueté*, parce qu'il ressemble à de la brique pilée qui aurait été délayée dans de l'eau. On a porté sur de telles urines une attention très-grande ; je leur ai donné la mienne aussi, et je ne suis point persuadé qu'elles soient caractéristiques de quelque mouvement salutaire. J'ai vu de pareilles urines rendues par l'homme en santé, lorsqu'il s'était livré à quelqu'exercice, particulièrement après avoir usé immodérément du coït, ou pris un repas un peu plus copieux que de coutume, ou seulement pour avoir varié la qualité des vins qui avaient servi à sa boisson. Doit-on croire que, dans ces cas, les liquides du corps humain étaient surchargés de cette terre surabondante, dont ils devaient être débarrassés, ou que quelqu'humeur morbifique, sous la forme du sédiment terreux, ait été expulsée du reste des humeurs? Telle n'est pas mon opinion : il me semble plus à propos de dire que la commotion, donnée à tout le corps par l'excitation que le système nerveux a reçue pendant les excès qui ont été commis, a dérangé les secrétions habituelles ; et qu'il s'est fait une déviation de la matière de ces mêmes secrétions vers les voies urinaires. La même chose se passe vraisemblablement pendant les accès, par le trouble qu'ils jettent dans toutes les fonctions; en sorte que ce que l'on prend pour une crise favorable de la maladie, n'est qu'un résultat qui tourne peut-être même au détriment de l'individu. Il est d'observation constante que plus l'accès a été fort, plus ce sédiment est abondant; et, sans revenir ici sur les idées de force médicatrice, et de sa réaction contre la matière morbifique, nous dirons que l'accès de fièvre, étant un mouvement contraire à l'état de nature, intervertit l'ordre naturel auquel les fonctions sont soumises; et que, de ce trouble qu'éprouvent tous les organes et tous les systèmes, résultent des déviations de certaines humeurs, qui, lorsqu'elles ne sont point rejetées, se portent hors de leurs couloirs naturels, et constituent des maladies secondaires, telles que les engorgemens du système lymphatique, l'hydropisie, les affections du tube intestinal, etc.

Je ne trouve pas que les sueurs qui terminent les paroxismes, soient des moyens plus légitimes d'une guérison naturelle. Elles ont beau se répéter, ou bien être copieuses, la maladie n'en suit pas moins son cours; elles tendent même très-directement à détruire les forces; aussi les médecins même qui les ont préconisées, ont-ils été forcés d'avouer qu'il ne convient pas de les provoquer. Si j'avais à dire mon opinion, on verrait clairement que je ne les considère que comme une suite naturelle et nécessaire du trouble qui a eu lieu pendant la période du froid, et par la réaction vitale qui a ramené la chaleur. Ces transpirations abondantes servent à chasser hors du corps les liquides que la lenteur de la circulation, pendant la première période de l'accès, avait laissés s'accumuler dans le tissu cellulaire. Modérées, elles sont salutaires, parce qu'elles préservent des engorgemens lymphatiques ou séreux, qui surviennent, en effet, lorsque les sueurs ne peuvent avoir lieu à cause de la faiblesse que la répétition des accès a imprimée à tout le corps, ou bien parce que la peau, se ressentant plus particulièrement de cette faiblesse, se refuse aux fonctions qu'elle exerçait auparavant. Trop copieuses, les transpirations tournent au détriment du malade, parce qu'elles privent le sang et la lymphe de la sérosité qui, les tenant en dissolution, favorisait leur libre cours.

Ce que je viens de dire touchant les crises par les sueurs, n'est, ainsi que ce que j'ai proposé en parlant du sédiment des urines, qu'une opinion que je soumets, et qui me paraît vraisemblable. Ces deux questions seraient susceptibles de plus grands détails que, dans ce moment, je ne veux point entreprendre.

Le coup-d'œil rapide que nous venons de donner sur les divers moyens de solution que la nature ou l'art semble employer pour opérer la guérison des fièvres intermittentes, ne nous a rien appris de favorable à la méthode curative qui considère ces fièvres comme soumises à la coction pathologique. Nous avons vu que ce qui a été pris pour des évacuations critiques par quelques médecins, pouvait être considéré comme le produit, et non comme la cause du mouvement fébrile, et, qu'à proprement parler, il ne se fait point d'évacuations critiques. Ainsi, les théories qui cherchent la guérison naturelle de ces fièvres dans les évacuations abondantes de bile, de sédiment terreux des urines, ou dans des sueurs copieuses, sont versatiles et erronées. Je confesse que la bile trop abondante dans le corps, ou rendue très-effervescente par les chaleurs, est d'une considération majeure, lorsqu'il s'agit des fièvres intermittentes

mittentes d'automne, mais seulement en tant qu'on la considère comme la cause déterminante de ces mèmes fièvres, et comme éveillant la disposition que le délétère fébrile à établie. Son action est pareille à celle d'une affection morale, qui, n'ayant, comme il est notoire, aucun rapport avec l'essence matérielle des maladies, peut néanmoins exciter une fièvre.

Ce que nous venons de consigner touchant la bile, est manifestement contraire à ce qu'en a dit Senac, dont les ouvrages méritent, à juste titre, d'être consultés. Mais on peut lui reprocher, peut-être, d'avoir fait jouer au système hépatique un rôle trop important, et d'y avoir rapporté trop exclusivement la cause des fièvres; *eam partem*, dit-il, *in quam recidit præcipuè veneni febrilis vis*, *hepar esse*, *omnia suadere videntur.* En partant de ce principe, il a considéré comme autant de moyens perturbateurs des fonctions du foie, les désordres des digestions, et les embarras de la circulation du sang dans la veine porte, qui ne sont, à nos yeux, que les effets même de l'agitation produite par le délétère fébrile. L'existence de ce délétère ayant été suffisamment démontrée, et les voies par lesquelles il s'introduit ayant été bien déterminées, il nous reste à le suivre dans sa marche, afin de connaître l'action qu'il exerce sur les liquides ou sur les solides, qu'il rencontre d'abord, et de porter, touchant ces fièvres, un diagnostic exempt d'erreur.

En admettant, ainsi qu'il en a été question déjà, que l'élément fébrile se mêle au sang dans l'acte de la respiration, nous devrions supposer qu'il se porte à tous les organes, et dans toutes les parties du corps pour en troubler les fonctions, ou qu'il vicie directement cette humeur, en y introduisant des matières hétérogènes qui la portent à la dissolution. Imbus de cette idée, beaucoup de médecins ont dirigé leurs vues thérapeutiques vers le sang, qu'ils ont considéré comme profondément entaché de la cause de ces fièvres. Ils se sont étayés des hémorragies qui ont lieu pendant les accès; des congestions sanguines que l'autopsie cadavérique a démontrées chez les sujets qui avaient succombé dans la vigueur du paroxisme; et des engorgemens de même nature qui se forment dans les viscères. Ces phénomènes pathologiques existent en effet; je les ai observés; je les ai mentionnés dans mes précédens Mémoires; mais je suis loin d'adopter les conséquences qui en ont été déduites. Je rappellerai en peu de mots ce que l'expérience m'a appris à ce sujet.

Les hôpitaux de Venise m'ont offert les premiers exemples de ce vice de la circulation du sang. La constitution épidémique qui régnait dans cette ville en 1806, donna à toutes les maladies que nous eûmes à traiter, un caractère pernicieux extrêmement grave; ce qui fit qu'aprés l'automne, qui fut abondante en fièvres intermittentes pernicieuses, nous eûmes des péripneumonies, des rougeoles, des petites véroles, etc., qui firent périr beaucoup de monde, et que les fièvres gastriques ou catarrhales les plus simples en apparence, devinrent souvent mortelles. Sans entrer dans des détails qui tendraient à exposer ce que cette constitution eut de funeste dans la plupart des fièvres aiguës, nous rappellerons ce que nous avons vu dans les intermittentes.

Je ne dirai rien d'exagéré en assurant que nous eumes à traiter autant de fièvres intermittentes pernicieuses, que de simples; ce qui nous donna une mortalité considérable. Tous les cadavres furent ouverts; et si, par ces recherches, nous ne trouvâmes pas de quoi résoudre la question sur l'action du délétère, nous pûmes au moins en saisir les résultats. Le registre que je fis tenir des ouvertures qui furent pratiquées, et dont copie fut envoyée chaque mois à M. le médecin en chef de l'armée, prouva que chez les hommes qui succombèrent aux fièvres intermittentes pernicieuses, la circulation du sang s'était faite avec beaucoup de peine. Nous trouvâmes constamment l'oreillette droite du cœur distendue, et remplie par un caillot de sang dont le poids était de huit à dix onces. D'autres fois, au lieu d'un caillot, c'était une concrétion de fibrine et de gélatine dépouillée de la partie colorante du sang, qui se prolongeait par des ramifications longues de plusieurs pouces, et modélées sur le calibre des vaisseaux qui les contenaient; en sorte que nous fûmes autorisés à penser que la circulation du sang avait été empêchée par ces mêmes concrétions, qui s'étaient formées à la faveur de la stase du sang à son arrivée au cœur. Mes observations cadrent parfaitement avec ce que l'illustre Harvée en avait vu lui-même, et qu'il a consigné dans ses écrits. *In tertianæ febris principio*, dit-il, *morbifica causa cor petens*, *circa cor et pulmones quando immoratur*, *anhelosos*, *suspiriosos*, *et ignavos facit*, *quia principium agravatur vitale*, *et sanguis in pulmones impingitur*, *incrassatur*, *non transit*. (*Hoc ego ex dissectione illorum qui in principio accessionis mortui sunt*, *expertus loquor*). *Tùm semper pulsus frequentes*, *parvi*, *quandoque inordinati sunt*, etc. Lorsqu'on a une idée parfaite de ces désordres de la circulation, on explique facilement pourquoi certains viscères, ceux sur-tout qui avoisinent le plus le cœur, se trouvent remplis de sang. Les engorgemens les plus ordinaires sont ceux de la rate, du cerveau, des poumons et du foie ; mais mon expérience m'ayant prouvé que le premier de ces viscères en est très-souvent atteint, me décida à distinguer la fièvre intermittente qui le produit, par le surnom de *splénique*. On en trouvera plusieurs exemples dans mes Mémoires sur les fièvres intermittentes pernicieuses observées à Rome. (1)

Mais, tout en admettant ces désordres de la circulation, je suis loin de reconnaître que le système vasculaire soit le moteur de l'action morbifique qui a lieu, ni l'agent actif des accidens graves qui s'en suivent. Il faudrait, pour cela, reconnaître dans les artères une force de contraction dont elles ne sont pas capables, ou dans le sang qu'elles contiennent, des qualités stimulantes extraordinaires par lesquelles les nerfs, étant excités, répandraient le trouble dans tout le corps; et, en admettant cette dernière proposition, on tomberait dans l'embarras que ferait naître la périodicité des fièvres; car si le sang est vicié au point de stimuler d'une manière funeste les nerfs, à des heures déterminées, il devra exercer cette même action dans toutes les heures du jour. Mais ce raisonnement est détruit par le calme dont les malades jouissent dans l'intervalle des paroxismes, en sorte qu'il n'y a point de

(1) *Voyez* Les annales cliniques de la société de médecine de Montpellier, pour l'an 1808.

probabilité en faveur de l'action du système vasculaire considérée comme productrice des fièvres, tandis qu'on ne peut pas nier la part que ce système prend au trouble général.

Ces obstacles à la circulation du sang sur lesquels l'autopsie cadavérique ne nous laisse aucun doute, sont le résultat d'une puissance qui s'est exercée sur le cœur; ce viscère a été tellement accablé par cette puissance, que ne pouvant recevoir tout le sang qui lui était apporté par la veine cave, il l'a laissé s'accumuler dans l'oreillette, dans les vaisseaux qui y aboutissent, et dans les organes qui l'avoisinent. Mais quels sont les instrumens par lesquels cette puissance s'exerce? Ce sont les nerfs qui, mûs par le ferment fébrile, ont frappé plus particulièrement le cœur du spasme qui s'est communiqué aux artères, ou qui, après avoir suscité une contraction générale ou limitée, a diminué la capacité des vaisseaux dans des proportions peu mesurées sur la quantité de sang qu'ils contiennent.

Ainsi, il sera vrai de dire que le spasme est la cause prochaine des désordres qui se passent dans le systême vasculaire ; et que les nerfs, agens irrécusables de ce spasme, ont dû être mus par une cause que nous avons déjà signalée, qui a une action qui lui est propre, et des effets constans, et, quoiqu'il paraisse au premier abord que le sang reçoit les premiers matériaux de cette cause, ou ferment fébrile, il est cependant vrai de dire qu'il ne la retient pas, et qu'il s'en dépouille pour la déposer sur quelque partie du corps qui nous est inconnue, dans laquelle l'essence morbifique est élaborée d'une manière mystérieuse pour nous.

Si l'idée de l'infusion du ferment des fièvres intermittentes dans le sang pouvait prévaloir, pourquoi d'abondantes saignées ne seraient-elles pas le moyen de guérison le plus efficace contre ces fièvres, ainsi qu'elles le sont dans les maladies inflammatoires ? Mais arrêtons-nous-là touchant cette proposition que l'expérience réprouve, et dont elle a démontré le ridicule et les funestes effets. Ne disons rien de la confiance que quelques médecins ont eu la faiblesse de donner aux saignées. Les circonstances où elles sont tolérées, se réduisent à quelques fièvres intermittentes vernales ; encore même est-il permis d'assurer que la diète, et quelques boissons tempérantes peuvent toujours les remplacer.

Nous avons vu que la seconde voie par laquelle le délétère atmosphérique peut s'introduire dans le corps, est la déglutition, ou le mélange qui s'en fait avec les alimens et les boissons, soit qu'ils en aient été saturés avant d'être portés à la bouche, soit que le mélange en ait été fait par la mastication, ou que l'air vicié les ait accompagnés dans l'œsophage, et se soit précipité avec eux dans l'estomac pour y subir l'action digestive. Quand même je m'occuperais à analyser ce qui se passe dans ces différentes opérations, nous ne serions pas mieux instruits sur la marche du délétère; et si je considérais la fermentation de la pâte alimentaire, et la séparation qui s'en fait dans les intestins, pour fournir le chile qui va se mêler au sang, je serais conduit aux réflexions dont cette dernière humeur vient d'être le sujet. Peut-être, serait-il plus à propos de rappeler la question si importante, et encore si mal résolue, de savoir si les matières virulentes qui sont introduites dans l'estomac, y subissent une telle décomposition, qu'elles ne sont plus capables de troubler les fonctions de l'individu qui les aurait reçues, et que leur influence virulente reste sans effet. Avant de répondre à une question qui présente un si haut intérêt, il faudrait avoir fait une étude approfondie de la spécialité des virus sur les divers animaux, ou sur les différens organes de notre corps; car il n'est pas douteux que, comme certains poisons végétaux ont une action d'autant plus prompte et d'autant plus grande sur l'économie animale, qu'ils se trouvent plus immédiatement en contact avec les organes ou avec les humeurs qui en reçoivent une atteinte spéciale, de même les virus, ou leurs élémens, doivent avoir une action d'autant plus certaine qu'ils touchent les parties de notre corps avec lesquelles ils ont une plus grande affinité pathologique. On a trouvé des plantes vénéneuses dont le suc appliqué sur les nerfs n'a produit aucun désordre, tandis que porté dans le sang, il a causé promptement la mort.

La propriété élective que ces végétaux

exercent sur le systéme vasculaire, se trouve dans quelques-autres dont l'action se porte sur les organes de la sensibilité, et qui ont pour effet d'exalter ou d'engourdir cette faculté. Ce que la nature nous offre dans le règne végétal pour nous apprendre à distinguer les poisons d'aprés leur action relative, et leur spécialité, nous autorise à croire qu'il en est de même pour les délétères qui sont en dissolution dans l'atmosphère, et que nous ne pouvons saisir pour en faire des expériences semblables à celles qui ont déjà été pratiquées, au moyen des végétaux dont nous venons de parler.

Si je suis obligé de garder le silence sur la neutralisation des virus par l'action de l'estomac, j'aurai trouvé, du moins, l'occasion de faire apercevoir que le délétère qui cause les fièvres, quoique répandu dans tout le corps, ainsi qu'on peut le supposer, puisqu'il est entraîné par la circulation des humeurs, a avec le systéme nerveux la même affinité pathologique que nous avons reconnue exister entre certains poisons végétaux, et d'autres systémes du corps humain. A la faveur de cette maniére de raisonner, on peut admettre que la cause essentielle des fièvres, passant par les voies digestives, est portée dans la circulation, et agit tôt ou tard sur les nerfs avec lesquels elle se trouve en contact. Son action dépend, ainsi que nous avons eu occasion de nous en persuader, de sa force propre ou des causes déterminantes qui, rompant l'équilibre des fonctions, détruisent la résistance vitale qui s'opposait à l'action du délétère.

Absorbés par la peau, les miasmes marécageux, ou de tout autre nature, pénètrent le tissu cellulaire, et peuvent, sans doute, se mêler aux liquides qui circulent dans le système lymphatique, ou au sang avec lequel ils ne tardent pas à être mis en contact. Mais considérés comme circulant dans le système lymphatique, ils ont été le sujet de diverses conjectures. C'est ainsi qu'on a soutenu que la cause première des fièvres est dans les glandes qui, étant obstruées, empêchent la libre circulation du fluide nerveux, lequel se mêlant à des sucs visqueux, change de nature, et, portant une impression morbifique sur le cœur et sur le cerveau, donne lieu à la fièvre. Telle est la manière dont raisonnait Borelli. Nous avons une autre opinion qui semble devoir trouver place ici ; elle est de Sylvius, qui suppose que le suc pancréatique dégénéré se mêle à la bile que le foie fournit au travail de la digestion ; que ce mélange passe dans les intestins grêles où il fermente ; et que telle est la cause des fièvres intermittentes. L'incertitude qui accompagne de tels raisonnemens, nous prescrit de ne pas y arrêter plus long-temps notre attention. Nous observerons seulement qu'aucun d'eux ne méconnaît la souffrance des nerfs. Nous allons exposer une opinion que nous croyons digne d'un meilleur accueil.

Le vide que nous avons aperçu dans les raisonnemens des auteurs, touchant l'origine et les causes des fièvres intermittentes, nous oblige à puiser dans une autre théorie l'explication des phénomènes morbifiques qui appartiennent à ces maladies. Des humeurs plus ou moins viciées ne possédant pas, ainsi que nous l'avons démontré, une faculté spéciale pour susciter une fièvre intermittente, et leurs divers mouvemens ayant été interprétés à faux par les sectateurs de la méthode des crises, il a fallu chercher, dans les solides du corps vivant, quel est celui d'entre eux qui reçoit, ou en qui se passe l'action morbifique: l'explication succincte des symptômes qui caractérisent un accès, nous le fera connaître.

Aussitôt que le ferment fébrile est mis en mouvement, le malade éprouve une douleur de tête, la lassitude, la pesanteur et le tiraillement des membres: des bâillemens involontaires, et le froid des extrémités, ou le sentiment de quelques frissons fugaces, qui parcourent le corps, ne tardent pas à se manifester; la vue s'obscurcit; une douleur ou langueur précordiale, la pâleur de la face et des extrémités, et le trouble des sens, se joignent bientôt aux premiers symptômes; et la faiblesse conduit le malade à se coucher: dès-lors, le froid se manifeste; il se borne quelquefois aux extrémités, ou se réduit à des frissons, mais, le plus souvent, il se répand dans tout le corps avec beaucoup d'intensité; les membres se fléchissent sur eux-mêmes, ou se rapprochent du tronc, le corps est pelotonné, il semble au malade que cette position lui conserve la chaleur dont il éprouve le plus grand besoin; une force involontaire tient ses mains fermées, ou bien elles sont tremblantes s'il veut saisir quelqu'objet, il y a resserrement des mâchoires, ou bien l'inférieure est agitée par un tremblement convulsif; la peau est sèche, rugueuse et livide ; il n'y a point de transpiration ; les évacuations se suppriment, la respiration est courte et pénible, le pouls petit et déprimé, le calibre des artères est diminué, les veines qui étaient saillantes auparavant sont effacées; le sang circule avec peine; quelquefois il y a des vomissemens.

Tel est l'état du malade dans ce qu'on appelle la première période des fièvres; la durée ne peut en être déterminée. Mais, dans les accès réguliers, elle est de deux heures, et, bientôt après, est suivie d'une chaleur qni vient par degrés: cette chaleur est annoncée par l'extension des membres; le corps se déroule, le malade sort de dessous les couvertures où il s'était enfoui, la lividité et la paleur de la peau disparaissent, et sont bientôt remplacées par un teint rouge plus ou moins animé ; tous les symptômes de la première période s'effacent, le pouls se développe et devient fréquent ; les envies d'uriner se font sentir, et cet état, qui dure plusieurs heures, précède les sueurs qui sont plus ou moins abondantes.

Cette démarcation bien tranchante, qui sépare la première période de la seconde, et qui nous offre un état diamétralement opposé, n'a pas assez occupé les observateurs : voyons ce que l'on doit en penser. La même cause ne peut produire un froid intense, et une chaleur excessive. A mon avis, le premier état appartient essentiellement à la maladie, tandis que le second est la suite inévitable du premier, et, au lieu de considérer le froid comme une cause irritante qui appelle la chaleur, je ne vois en lui que le symptôme pathognomonique de la fièvre, et la cause indirecte de la chaleur, qui n'est que le résultat de la réaction des forces vitales, réaction qui est suscitée contre les mouvemens intestins qui causaient le froid. J'ai eu occasion déjà de traiter cette question avec plus de détail. Mais ce symptôme caractéristique d'un accès de fièvre, ne doit être rapporté qu'à la la souffrance des nerfs : nous allons étayer ce raisonnement de quelques exemples.

Lorsqu'une commotion nerveuse est donnée au corps par une affection morale inattendue propre à flétrir l'ame, on sent des frissons circuler dans le corps de la même manière qu'on les éprouve pendant un accés de fiévre. Qu'un individu soit en proie à la crainte d'un malheur trés-grand qu'il aura de la peine à eviter, des frissons continuels qui se font sentir en lui, la pâleur, la lividité de la peau, le refroidissement des extrémités, la petitesse du pouls, la gêne précordiale, la briéveté de la respiration, etc., qui caractérisent l'état d'anxiété où il se trouve, nous représentent presque l'homme dans la première période d'un accés. Mais la cause qui agit est une affection morale qui s'exerce sur les nerfs, lesquels, mis en mouvement, n'éprouvent pas une souffrance limitée à leur département, mais qui se communique aux muscles, au système vasculaire, aux viscéres, etc., qui trouble toutes les fonctions, et qui donne lieu à des phénoménes analogues à ceux qui se passent dans les fiévres intermittentes.

A l'approche d'une attaque de vapeurs, d'épilepsie, ou d'autres affections nerveuses, les malades éprouvent la prostration des forces, les bâillemens, les frissons internes, le froid des extrémités, et plusieurs des symptômes dont la première période d'un accès se compose. Cet appareil cessant, il survient une diaphorèse analogue aux deux dernières périodes des fièvres intermittentes, quelques-uns éprouvent de la chaleur, d'autres suent; on peut même prévoir qu'une personne qui est évanouie, va reprendre ses sens, en observant le moment où son corps passe du froid au chaud. Les mouvemens spasmodiques de la mâchoire et des membres, les mains fermées, etc., sont des symptômes de quelques affections nerveuses. Enfin, les sueurs terminent presque toutes ces dernières maladies, ainsi que nous les avons vues être la terminaison des accès des fièvres intermittentes.

Un exemple, tiré de Senac, mérite d'être joint à ces considérations; le voici : un homme de qualité éprouvait un froid intense toutes les fois qu'il prenait un bain. A ce froid succédaient la chaleur et une sueur modérées ; et ce qu'il y a de plus particulier, c'est que ce froid, cette chaleur et cette sueur, se répétaient le lendemain à la même heure, et ainsi de suite pendant quelques jours, au bout desquels ils ne se montraient plus, et l'individu en était délivré sans le secours des remèdes. Croira-t-on, avec Senac, que l'action du bain se portait sur la veine porte, que les fonctions du foie en étaient troublées, et que de là naissait cette espèce d'accès périodique ? Je pense que l'explication que cet auteur en donne est erronnée, et qu'il vaudrait mieux dire que cet homme, ne pouvait supporter l'impression du bain, à cause de l'excitabilité particulière de ses nerfs, et qu'il éprouvait moins une fièvre qu'une convulsion.

La conformité qui existe entre les symptômes des fièvres intermittentes, et ceux des affections nerveuses, nous autorise presque à dire que ces dernières sont des accès très-courts que la fièvre n'accompagne pas ; et, réciproquement, que les fièvres intermittentes sont des affections nerveuses avec fièvre. Dans les unes et dans les autres, l'invasion est caractérisée par les mêmes symptômes ; la même conformité se trouve dans la terminaison, et la faiblesse qui accompagne les paroxismes de ces deux genres de maladies, achève de nous convaincre qu'ils sont liés par des rapports naturels. Mais, pour faire mieux saisir la ressemblance qui existe entre ces affections, je dirai que les fièvres intermittentes ne diffèrent des convulsions que parce que la cause qui les produit, exerce plus long-temps, et plus directement, son action sur les nerfs, et que l'affinité pathologique qu'elle a avec eux, est trop grande pour que la réaction vitale puisse parvenir assez promptement à la vaincre.

L'analogie et l'observation nous ont montré le lien naturel qui unit les fièvres intermittentes aux maladies dont l'origine est depuis long-temps attribuée à la souffrance des nerfs : les symptômes par lesquels les fièvres intermittentes se peignent à nos yeux, sont-ils trompeurs ? et nos jugemens, mis en défaut, ont-ils aperçu l'erreur au lieu de la vérité ? je ne puis le croire : trop de témoignages se réunissent pour me démontrer que ces fièvres sont des excitations nerveuses, et, si le raisonnement ne nous avait conduits à cette conséquence, nous la tirerions des écrits même de ceux qui se sont élevés avec ardeur contre les théories qui rangent ces fièvres parmi les maladies des nerfs. De ce nombre est Senac, qui, ayant consacré un chapitre à réfuter ces théories, ne peut s'empêcher de dire, *in motum quidem aguntur nervi in febrili frigore, nam id, ut dicemus, merè spasmodicum est* (1); et, dans un autre chapitre, où il s'explique sur la période du froid, il dit : *non alii profectò causæ immediatæ quàm nervis quâdam occultâ causâ in motum actis tribui potest ejusmodi affectus* (2). Après de tels aveux, faits par les détracteurs des théories que j'invoque aujourd'hui, puis-je me refuser à reconnaître que la cause prochaine des fièvres intermittentes s'exerce sur les nerfs?

Nous ne reviendrons pas sur ce qui a été dit de cette cause. Quoique considérée comme agissant très-prochainement, nous estimerons aussi qu'elle dispose le système nerveux à manifester une fièvre intermit-

---

(1) *Senac, de reconditâ ebrium intermittentium naturâ.* Lib. 1, cap. IV.

(2) *Ut suprâ.* Lib. 1, cap. VIII.

tente, lorsqu'une cause physique ou morale, née de l'intérieur de nos corps, ou venue de l'extérieur, troublera l'harmonie des fonctions, et rompra la résistance vitale. C'est le délétère atmosphérique, rendu plus actif par des combinaisons nouvelles, ou des associations qui ont eu lieu dans l'individu, qui se porte sur le systéme nerveux par préférence aux autres systémes, parce qu'il a avec lui une affinité pathologique analogue à celle que nous avons reconnue dans quelques matiéres vénéneuses ou virulentes. Je suis tellement persuadé que cette spécialité, et cette faculté élective, sont inhérentes à l'essence de ce délétére, que je ne crains pas de dire qu'il n'y a point de fiévre intermittente, sans le contact immédiat de ce principe morbifique avec quelque portion du systéme nerveux.

Quoique nos sens ne puissent pas saisir le mécanisme morbifique par lequel le principe des fiévres se porte sur les nerfs, ne paraît-il pas raisonnable de dire que, quand même on supposerait que la cause qui engendre les fiévres est tenue en dissolution dans quelqu'humeur naturelle de notre corps, le traitement doit se diriger vers le système nerveux qui seul éprouve la souffrance. Si la nature du délétère était connue, et que l'on possédât le moyen de le neutraliser ou de le chasser au-dehors, on pourrait, avec quelque fondement, attaquer les humeurs qui lui servent de véhicule ; mais l'incertitude dans laquelle nous sommes à cet égard, ne pourrait nous conseiller que des moyens également incertains, que l'on n'emploie que trop souvent, et qui tournent au préjudice des malades.

La difficulté de connaître la cause efficiante des fièvres d'accès, est constatée depuis que l'on s'occupe de ces maladies ; et les médecins, dont la sagesse est peinte dans les écrits qu'ils nous ont laissés, l'ont rencontrée comme moi. Morton, qui mérite, à juste titre, d'être cité, s'exprime de la manière suivante : *Argumentis, quæ in hypothesi nostrâ generali attulimus, pensitatis, nemo (opinor) fermentum hoc venenatum in receptaculis, visceribus, aut recessibus nescio quibus, ad mentem veterum, collocabit ; verùm in gremio spirituum delitescere, atque statis periodis, pro genio veneni, revirescere concedet ; præsertim cùm omnes confiteantur fomitem insultuum hystericorum, et epilepticorum, qui non rarò stato tempore, sicut intermittentium febrium paroxismi, repullulant, in nervis contineri.*

D'après ces données, la thérapeutique ne peut proposer que des moyens propres à calmer l'excitation nerveuse. Depuis le temps que l'on traite des fièvres intermittentes, et que l'on s'efforce de jeter plus de clarté sur leur diagnostic, on n'a pas démontré mieux que moi quelle est l'essence particulière de ces fièvres. Si cette difficulté a été insurmontable jusqu'à ce jour, je n'ai pas dû me promettre de la vaincre; mais, en simplifiant les idées sur la pratique, j'ai voulu affranchir mes malades de la quantité des remèdes dont on les accablait auparavant.

Ainsi, après avoir détruit les complications qui me paraissent contraires au succès du fébrifuge que je vais faire connaître, je ne me propose que de combattre ou d'arrêter les effets sensibles d'une cause inconnue, ou que je ne puis saisir; de prévenir l'excitation nerveuse qui se passe dans quelque partie du corps, et qui se propage dans tout le système; et d'opérer une diffusion uniforme, et une excitation suffisante des forces vitales pour surmonter l'action morbifique du délétère fébrile qui met les nerfs en souffrance.

Toutes ces indications ont été remplies par le fébrifuge dont la formule suit :

Prenez un gros (trois grammes, huit déci-grammes) d'opium brut et purgé des parties ligneuses ; demi gros (un gramme, neuf déci-grammes) de camphre, et autant d'aloës succotrin ; triturez-les dans un mortier, et ajoutez, d'une conserve ou d'un sirop simple, la quantité suffisante pour en faire une masse pilulaire que vous diviserez en soixante bols.

Donnez ces bols, un à un, à la distance de deux heures, entre les paroxismes, ou plus rapprochés, si l'urgence le veut. La dose est de quatre à huit ou dix en un jour ; elle est réglée par le médecin, selon la force des accès et l'état du malade. Chaque bol peut être considéré comme remplaçant presque un gros de quinquina. Immédiatement après chaque bol, je fais prendre demi-verre d'eau et de vin, mêlés à parties égales. Cette boisson, qui n'est donnée qu'à titre de dissolvant, pourra être remplacée par une infusion de fleurs ou de feuilles antispasmodiques, lorsqu'on aura à traiter des personnes qui n'aiment pas le vin : on évitera de donner les acides.

J'ai rapporté le mode d'administrer ces bols, afin de m'épargner des répétitions dans le récit que je vais faire des observations pratiques. Ainsi, lorsque je dirai que j'ai donné un nombre déterminé de bols fébrifuges, il sera sous-entendu que c'est d'après le mode que je viens d'indiquer.

OBSERVATIONS.

Fièvres intermittentes quotidiennes.

Ire. OBSERVATION. Eliaers (Louis), fourrier au 79e. régiment de ligne, né à Marchiennes-au-Pont, département de Jemmape, âgé de 22 ans, d'un tempérament bilieux, entra à l'hôpital de Figuères, le 13 octobre 1811, pour y être traité d'une fièvre intermittente irrégulière dont l'invasion datait du 9 du même mois. Des signes de saburre bilieuse m'engagèrent à lui prescrire un émétique le 14, et une médecine le 15. Quelques jours de repos furent donnés dans la vue d'attendre que cette fièvre adoptât une marche régulière; ce qui eut lieu en effet, puisqu'elle prit le type quotidien; les accès venaient à onze heures du matin. Dans la nuit du 25 au 26, le malade prit six gros de quinquina dans du vin auquel j'avais associé trente gouttes de laudanum liquide. Deux autres gros de quinquina, préparés de la même manière furent donnés le 26, trois heures avant le fièvre, qui n'en vint pas moins à l'heure accoutumée, et sans rien perdre de son intensité. Je ne donnai aucun remède avant l'accès du 27, espérant que, si le paroxisme qui avait succédé à l'administration du fébrifuge, n'en avait pas été arrêté, celui qui viendrait après manquerait; car de pareilles guérisons sont assez fréquentes; mais mon attente fut trompée, et je renonçai au quinquina. J'observai, pendant quelques jours, que cette fièvre n'interrompait point sa marche quotidienne, et dans la nuit du 5 au 6 novembre, le malade prit quatre bols fébrifuges; il en prit autant le 6 au matin, avant l'heure du paroxisme, et la fièvre manqua totalement. Les bols ont été continués au nombre de deux pendant quelques jours, et la guérison a été parfaite.

IIe. Observation. Magé (Louis), soldat au 3e. régiment d'infanterie légère, né à Thouars, département des Deux-Sèvres, âgé de 23 ans, d'un tempérament sanguin, entra à l'hôpital de Figuères, le 20 octobre 1811, ayant une petite fièvre quotidienne irrégulière, qui continua ses irrégularités jusqu'au 1er. novembre, époque à laquelle les accès revinrent, chaque jour, à une heure après-midi. Cet ordre régulier fut dû, sans doute, aux remèdes qui furent donnés à cet homme, pendant les dix premiers jours qu'il passa à l'hôpital, remèdes qui furent dirigés contre la complication bilieuse, et contre une exaltation manifeste du système vasculaire. Alors la fièvre dut être attaquée par les fébrifuges ; les accès n'en étaient pas violens. Je ne prescrivis que quatre bols qui suffirent pour en empêcher le retour.

IIIe. Observation. Cabut (Honoré), sergent au 79e. régiment de ligne, natif de Namur, département de Sambre-et-Meuse, âgé de 33 ans, d'un tempérament sanguin, entra à l'hôpital de Figuères, le 20 octobre 1811, pour une rechûte d'une fièvre dont les accès, qui revenaient chaque jour à quatre heures, n'avaient que peu d'intensité. Je ne prescrivis aucun remède, dans le dessein de devoir la guérison de cette fièvre au temps, et aux forces dont ce sujet me parut suffisamment pourvu; mais, cette guérison étant trop tardive, j'eus recours à l'administration des bols fébrifuges, dont cet homme commença l'usage au nombre de trois, le 2 novembre. Ce même jour, la fièvre manqua, deux bols prescrits le lendemain, rendirent cette guérison plus stable; cet homme n'a plus éprouvé d'accès.

IVe. Observation. Lelong (Simon), cannonier, âgé de 21 ans, natif de ...., département de l'Allier, d'un tempérament bilieux, entra à l'hôpital de Figuères, le 25 octobre 1811, pour y être traité d'une fièvre intermittente qui avait commencé le 15 du même mois, et dont les accès revenaient tous les jours, de dix à onze heures du matin. Il prit l'émétique dès les derniers jours d'octobre, après quoi rien n'indiqua chez lui le besoin d'être purgé.

Il reprit son appétit, mais sa fièvre continuait. Le 2 novembre, il prit, de huit à dix heures du matin, trois bols fébrifuges. Je comptais peu sur leur effet, vu que la dose ne me paraissait pas assez forte, et que le remède aurait à peine le temps d'agir dans le corps; cependant ils suffirent pour prévenir l'accès qui devait avoir lieu ce même jour. Deux bols, donnés le lendemain, non-seulement n'empêchèrent pas un petit accès de fièvre qui eut lieu, mais même semblèrent avoir mis la bile en mouvement, car le malade fut inquiété toute la journée par de fréquentes évacuations alvines de nature bilieuse, que je tempérai par l'eau de riz et le laudanum, et auxquelles je mis fin par un purgatif qui fut donné le 5. Le malade passa la journée du six dans le plus grand calme ; il fut exempt de fièvre; les évacuations alvines étaient arrêtées ; sa santé s'est rétablie promptement, il n'a plus eu d'accès.

Ve. Observation. Francfort (Aimé), brigadier de gendarmerie, natif de Landrecies, département du Nord, âgé de 38 ans, d'un tempérament bilieux, entra à l'hôpital de Figuères, le 20 octobre 1811, pour une fièvre dont les accès revenaient tous les jours; il fut purgé, prit ensuite six gros de quinquina en un jour, et sa fièvre céda à ces moyens. Mais elle reparut le premier de novembre, et se répéta tous les jours à quatre heures du soir. Ce militaire fut mis à l'usage des bols fébrifuges : il en prit neuf répartis également pendant les jours, 4, 5 et 6. L'accès qui eut lieu le 4, fut avec plus de froid que ceux des jours précédens, celui du 5 très-faible ; il en fut de même de celui du 6. Je n'osai point porter la dose des bols à un plus grand nombre, intimidé par un appareil bilieux qui se manifesta ; car la peau devint jaune sur toute l'habitude du corps, et l'appétit diminua. De ces symptômes, je conclus même à la nécessité de supprimer les bols, et d'employer des anti bilieux. A cet effet, je donnai les boissons nitrées, les bols fondans, et je fis pratiquer sur l'abdomen des linimens qui se composaient d'huile, de camphre, et d'alcali volatil; dix jours de ce traitement suffirent pour extirper ce reste de fièvre, et le malade, rendu à la santé, sortit de l'hôpital.

Fièvres intermittentes distinguées d'après le type tierce.

VIe. Observation. Page (Claude), gendarme à pied, entra à l'hôpital de Figuères, le 29 octobre 1811, ayant une fièvre double-tierce, qui était une rechute d'une pareille fièvre qu'il avait éprouvée un mois auparavant, et dont il avait été guéri par un traitement méthodique qui fut terminé par l'administration du quinquina. Cette rechute datait du 25 octobre; le 27, cet homme prit une dose d'émétique qui procura des vomissemens bilieux, et je lui prescrivis une médecine le 1er. novembre: ces moyens n'apportèrent aucun changement à la fièvre dont les accès, alternativement forts ou faibles, revenaient à onze heures du soir. Me croyant assez certain du bon état des premières voies, je donnai quatre bols fébrifuges qui furent pris dans la journée du 4, et qui diminuèrent l'accès de moitié; la même dose, ayant été répétée le lendemain, mit fin à la fièvre. Deux bols furent donnés le 6, pour assurer la guérison qui a été durable.

VII.

VIIe. Observation. Perard (Michel), fourrier au 11e. régiment de ligne, natif de Grenoble, département de l'Isère, âgé de 20 ans, d'un tempérament pituiteux, et disposé à la phthisie pulmonaire, entra à l'hôpital de Figuères, le 30 octobre 1811, ayant une fièvre tierce qui datait du 10 du même mois, et qui se convertit en une double tierce après un émétique pris la veille de l'entrée à l'hôpital. Les accès venaient pendant la nuit, et je n'en fus jamais témoin; mais le malade me rapporta qu'ils n'étaient pas fort inquiétans, et qu'ils ne duraient que trois ou quatre heures. Aussi, dosant le remède en proportion de leur intensité, je ne prescrivis que trois bols le 2 novembre. Leur effet contre la fièvre ne fut pas complet, mais ils diminuèrent beaucoup l'accès, et quatre bols, donnés le lendemain, me prouvèrent, en dissipant la fièvre, que la dose de trois bols avait été insuffisante pour opérer la guérison.

VIIIe. Observation. Gallut (Pierre), soldat au 79e. régiment de ligne, né à Mothe-Saint-Heraye, département des Deux-Sèvres, âgé de 27 ans, d'un tempérament bilieux, entra à l'hôpital de Figuères, le

30 octobre 1811, pour une fièvre dont les accès revenaient chaque jour, à quatre heures du soir; ils étaient alternativement forts ou faibles; ce qui me fit donner à cette fièvre le surnom de double tierce. Le 1er. du mois de novembre, cet homme prit un émétique, et le 2, une médecine. Ces deux évacuans délivrèrent le corps d'une quantité de saburres bilieuses. Le 3, point de remèdes, la fièvre ne parut pas avoir éprouvé de changement. Trois bols fébrifuges furent administrés le 4; j'en prescrivis deux pour le 5 et quatre pour le 6, jour auquel la guérison de la fièvre eut lieu. Point de remède le 7. Quatre bols le 8, autant le 9, et, ce jour, un accès de fièvre, non correspondant, pour l'heure de l'invasion, avec celle des retours primitifs, fut observé très-distinctement, et s'accompagna de symptômes qui, indiquant la turgescence de la bile, firent sentir la nécessité de la combattre. Un purgatif pris le 12 du mois, procura plusieurs selles abondantes, et dissipa la fièvre sans aucun autre secours.

Il me semble que, dans cette observation, l'état pathologique nerveux, a été attaqué avec succès par les bols qui mirent fin à la fièvre jusqu'au 9, et que la bile, qui, peut-être, fut mise en mouvement par les bols, ou par quelqu'autre cause inconnue, détermina un mouvement fébrile qui eut la forme des fièvres de la constitution régnante, sans qu'on puisse dire que ce fut un retour de la fièvre préexistante. Cette conjecture me paraît être autorisée par la disparition de la seconde fièvre après les évacuations bilieuses, et sans le secours des fébrifuges.

IXe. Observation. Conzai (Noël), sergent des grenadiers au 79. régiment de ligne, natif de Mothe-Saint-Heraye, département des Deux-Sèvres, âgé de 32 ans, d'un tempérament bilieux, entra à l'hôpital de Figuères, le 31 octobre 1811, pour une fièvre double tierce qui datait du 15 de ce même mois, et dont les accès venaient alternativement à quatre ou à six heures du soir; ce militaire prit un émétique, et fut purgé; ensuite il fit usage, pendant deux jours consécutifs, des décoctions de quinquina auxquelles j'ajoutai la liqueur d'Hoffmann. Ce fébrifuge, qui avait guéri d'autres malades, fut sans effet pour celui-ci. Quelques jours après, je donnai demi-once de quinquina, et la fièvre se montra rebelle. Enfin, j'eus recours aux bols fébrifuges ; j'en prescrivis quatre le 8 du mois, autant le 9; et la fièvre ne fut diminuée que de moitié. Je doublai la dose le 10, et la fièvre disparut complètement : elle ne se montra plus par la suite.

Cette observation est une de celles qui nous indiquent le mieux, à quel nombre il faut porter les bols lorsqu'on veut avoir une guérison prompte et assurée.

X^e^. Observation. Chevetel (Augustin), sergent au 79e. régiment de ligne, âgé de 27 ans, d'un tempérament pituiteux, entra à l'hôpital de Figuères, le 26 octobre 1811, étant atteint d'une fièvre tierce qui datait du 1er. septembre. Cet homme avait une obstruction de la rate, peu sensible à la vérité, et qui, dans les premiers jours d'octobre, avait produit une douleur à l'hypocondre gauche. Cette douleur avait été calmée par des moyens convenables ; mais la fièvre qui persévérait, avait rendu inutiles les soins que plusieurs médecins avaient donnés à cet homme qui avait pris le quinquina dans différens temps : il fit usage de quatre bols fébrifuges, répétés pendant trois jours consécutifs, et le onzième jour du mois, qui était le troisième de l'administration de ces bols, la fièvre manqua, et ne reparut plus.

XIe. OBSERVATION. Boucherie (François), cannonier, natif de Poitiers, département de la Vienne, âgé de 26 ans, d'un tempérament bilieux, entra à l'hôpital de Figuères, le 19 octobre 1811, à cause d'une fièvre tierce dont le premier accès s'était montré le 12 du même mois. Peu de jours après son entrée, il prit un émétique, et vingt-quatre heures après, une médecine. Ces moyens n'ayant procuré aucun amendement, je donnai le quinquina à la dose d'une once et demie en deux jours, et je parvins à arrêter les accès. Quelques prises de quinquina, prescrites les jours suivans dans la vue d'extirper totalement la disposition morbifique, n'empêchèrent pas la fièvre de revenir le premier novembre. L'accès eut lieu pendant la nuit. Je me proposai aussitôt d'essayer, chez cet homme, les bols fébrifuges dont j'augurai plus favorablement que du quinquina qui n'avait eu qu'un effet passager. Il en prit six dans la journée du 4, et la fièvre, dont le retour correspondait à la nuit suivante, ne se fit point sentir; deux bols furent donnés pendant trois jours de suite pour éloigner la disposition à la fièvre, ainsi qu'on a coutume de le pratiquer dans les traitemens par le quinquina. J'ai pu observer cet homme jusqu'au 17 du même mois, et je me suis convaincu de la stabilité de sa guérison.

XIIe. Observation. Portié (Jean), soldat au 79e. régiment d'infanterie, né à....... département de l'Ariége, âgé de 21 ans, d'un tempérament bilieux, entra à l'hôpital de Figuères, le 31 octobre 1811, pour y être traité d'une fièvre tierce qu'il avait éprouvée déjà dans le mois d'août, qui avait été combattue avec avantage en peu de jours, et dont le retour datait du 25 octobre. Les accès étaient fixés à six heures du matin. Rien n'indiquait que cet homme eût besoin d'un émétique ou d'une médecine; il avait bon appétit, et passait la plus grande partie du jour à se promener. Ces raisons m'autorisèrent à considérer la fièvre comme exempte des complications bilieuses qui étaient très-communes alors, et me décidèrent à recourir de suite aux fébrifuges. Le premier novembre était un jour de fièvre. Le 2, je donnai six bols qui eurent pour effet de diminuer toutes les périodes de l'accés qui suivit, soit dans leur durée, soit dans leur intensité. Quatre bols, administrés le lendemain de cet accès, procurèrent une diminution manifeste du suivant, mais ne le dissipèrent pas en entier; et cette même dose, répétée les jours d'aprés, ne suffit pas encore pour conduire à une guérison parfaite. Je pensai, dès-lors, que la quantité des bols devait être augmentée; et ma conjecture fut démontrée vraie, car ils furent portés au nombre de huit dans la journée du 10, et l'accès qui était attendu le lendemain matin n'eut pas lieu, et ne reparut plus.

L'observation que je viens de rapporter, est une de celles où les bols ont été prescrits en plus grande quantité; elle doit rassurer les praticiens que la crainte d'administrer ce fébrifuge à haute dose pourrait arrêter. Je puis affirmer que, chez ce sujet, il n'y a eu aucun changement dans l'ordre naturel des fonctions du bas ventre, ni la plus petite atteinte au cerveau; car, au lieu de la somnolence, et de la torpeur que les fortes doses d'opium procurent quelquefois, cet homme éprouva un insomnie qui l'étonnait beaucoup.

XIIe. Observation. Martin (Jean), soldat au 23e. régiment d'infanterie légère, natif de..... département du Puy-du-Dôme, âgé de 23 ans, d'un tempérament pituiteux, entra à l'hôpital de Figuères, le premier novembre 1811, pour une fièvre tierce qui avait été traitée par le quinquina, et dont il avait été délivré pendant quarante jours. Sa rechute datait du 25 octobre. La fièvre devant venir le 4 novembre, à deux heures après midi, je prescrivis six bols fébrifuges à prendre dans la nuit du 3 au 4, et deux autres dans la matinée de ce dernier jour, et la guérison fut parfaite. Je ne donnai aucun bol les jours suivans, dans le dessein d'observer si elle serait durable, ou si je devrais admettre dans ma pratique, l'usage prolongé de ce fébrifuge, ainsi qu'on le fait du quinquina. Mais la constance du succès me persuada que l'on pourrait, à la rigueur, s'en tenir à la dose qui avait dissipé le dernier accès : néanmoins, je ne fais pas de cette considération une loi rigoureuse, et je crois qu'il est quelquefois utile de donner quelques bols après la guérison, ainsi que je l'ai pratiqué moi-même.

XIV. Observation. Bardet (Jean), grenadier au 11e. régiment de ligne, né à . . . . ., département du Jura, âgé de 30 ans, d'un tempérament sanguin, entra à l'hôpital de Figuères, le 5 octobre 1811, pour une fièvre tierce dont il fut convenablement traité par un médecin, mon prédécesseur. Il avait terminé sa convalescence, et se disposait à quitter l'hôpital, lorsque, vers la fin d'octobre, il éprouva un accès de fièvre; sa langue indiquant des saburres bilieuses, et l'appétit étant perdu, je lui donnai une médecine ordinaire. Les jours qui en suivirent l'administration, ne furent pas exempts de fièvre, et même les accès, au lieu de ne revenir que tous les deux jours, avaient la marche quotidienne ou double tierce; leurs retours étaient fixés à six heures du soir; c'est ce que j'observai le 1er. et le 2 novembre. Dans l'intention d'y mettre fin, je prescrivis trois bols fébrifuges dont l'effet fut de diminuer l'accès; pareille dose ayant été prescrite le 4, suffit pour la guérison de cette fiévre dont le malade n'éprouva plus de retour.

XVe. Observation. Bonevigne (Pierre), grenadier au 79e. régiment de ligne, né à Verdun, département de Lot-et-Garonne, âgé de 26 ans, d'un tempérament sanguin, entra à l'hôpital de Figuéres, le 1er. novembre, ayant la fiévre tierce depuis deux mois. Les accès, qui étaient de peu de durée, venaient à quatre heures du soir. Ne voyant aucune indication pour ordonner les purgatifs, j'en vins de suite à l'administration des bols fébrifuges qui furent prescrits, au nombre de trois seulement, le 2 novembre, jour où la fiévre était attendue ; le malade n'éprouva point d'accès. Même dose le 3 et le 4, et la fiévre manqua encore, en sorte que je fus certain que cet homme était parfaitement guéri.

XVIe. Observation. Chadouin (Guillaume), soldat au 11e. régiment de ligne, né à Thiviers, département de la Dordogne, âgé de 20 ans, d'un tempérament bilieux, entra à l'hôpital de Figuéres, le 20 octobre 1811, pour s'y faire traiter de la fiévre tierce dont il souffrait depuis le 12 du même mois.

Dans les premiers jours, elle avait eu une marche irrégulière, mais lorsque le malade fut soumis à notre examen, elle était réglée selon le type tierce. Un émétique pris à la caserne, avait suffi pour rétablir les fonctions de l'estomac; la langue nette, les forces conservées, et l'appétit bon, m'autorisèrent du moins à porter ce jugement. En conséquence, je m'abstins de donner des remèdes, voulant consacrer quelques jours à l'observation, et dans l'espoir que le repos, dont le malade jouirait à l'hôpital, mettrait fin à cette fièvre; ce qui arrive assez souvent chez les militaires pour lesquels les fatigues et les privations sont fréquemment les causes déterminantes des fièvres : mais mon attente ne fut point réalisée, et persuadé que j'avais à combattre une fièvre intermittente essentielle, je prescrivis six bols fébrifuges le 2 novembre, qui empêchèrent le retour de la fièvre qui était attendue pour ce même jour à huit heures du soir; je donnai deux bols le lendemain, et j'en bornai là l'usage. La fièvre n'offrit aucun retour jusqu'au 10, jour auquel ce militaire prit son billet de sortie.

J'aurais à rapporter encore plusieurs observations dans lesquelles les bols fébrifuges ont été spécifiques contre les fièvres intermittentes; mais je crois que c'est assez de celles que je viens de transcrire, pour éclairer sur l'utilité de ce médicament, et pour guider ceux de mes confrères qui l'admettront dans leur pratique. Toutes fois, je préviens que je me suis appliqué à rapporter les cas les plus variés, afin que la narration que j'en ai faite, fournît les documens que je me dispenserai de donner sur l'opportunité de l'administration de ce fébrifuge. J'ai vu ces bols avoir un succès complet dans un seul cas de rhumatisme, maladie ancienne chez l'individu qui en était atteint, (François Coulon, sergent au 11e. régiment de ligne), qui avait été rappelée par les fatigues de la dernière campagne, et qui céda, au bout de huit jours, à l'administration de quatre bols par jour.

Quelle est la manière dont ce fébrifuge agit? Quel est le système sur lequel il porte son action? Telles sont les questions qui doivent nous occuper. A cet effet, nous examinerons ce que l'on a pensé des trois médicamens qui entrent dans sa composition.

L'opium qui en est la base (1), a été considéré, dès les premiers temps de son usage en médecine, comme possédant des vertus calmantes. Depuis lors, on a beaucoup varié d'opinion à son égard. On l'a vu augmenter le ton du système vasculaire, et en même temps, on s'en servait pour calmer les hémorragies. On l'employait pour appaiser l'irritabilité nerveuse, et quelquefois il paraissait l'exciter. On le donnait pour provoquer le sommeil, et il causait l'insomnie ; on l'employait pour calmer les désirs vénériens, et il les augmentait ; enfin, en

(1) L'opium est un suc épais, d'une cassure luisante, d'une couleur brune jaunâtre, contenant des principes gommeux et résineux ; il se ramollit entre les doigts, est inflammable, et non fusible ; il a une odeur vireuse pénétrante, et qui porte à la tête, une saveur âcre, amère, et nauséabonde. On le tire du levant ; on l'obtient, par incision ou par expression, du pavot somnifère, *papaver somniferum*. L. Les pays où cette plante se plaît ; sont la Syrie et plusieurs autres provinces de Turquie. On l'a familiarisée en France et en Espagne, et on en retire un extrait qui a les mêmes propriétés que l'opium du commerce.

M. Dubuc, pharmacien, à Rouen, qui a cultivé lui-même des pavots blancs, en a retiré un produit parfaitement semblable à l'opium du commerce.

Asie et en Afrique, il était considéré comme un excitant des plus énergiques, et en Europe comme sédatif. Brown a jugé ce différent par ces mots pleins de vérité. *Opium, me herclè, non sedat.* Telle est aussi notre opinion qui ne paraîtra point exagérée, si l'on se persuade que les maladies nerveuses dépendent généralement d'un état de faiblesse, assertion qui trouvera beaucoup d'incrédules, mais à l'occasion de laquelle on peut dire qu'en France les dames opposent aux maux de nerfs l'eau de poulet, les bains, et plusieurs débilitans analogues, et n'obtiennent que des guérisons tardives, tandis qu'en Italie et en Allemagne, elles recourent de suite au quinquina ou à l'opium, et qu'elles en sont promptement soulagées.

Au lieu de voir dans l'opium un calmant de l'excitabilité des nerfs considérée comme une augmentation vicieuse des forces, il sera à nos yeux le moyen d'augmenter l'énergie des systèmes nerveux et vasculaire, parce que nous croyons que la faiblesse est la cause la plus ordinaire des maladies nerveuses, qui peuvent, à leur tour, déterminer un état de faiblesse encore plus grand que n'était celui qui les a précédées. Nous sommes donc bien éloignés d'adopter l'idée de Nysten qui pense que l'opium donné, soit à petite dose, soit à forte dose, conduit toujours à l'affaissement des forces vitales, et qu'il porte son action sur le cerveau, moins par l'intermédiaire des nerfs, que par celui du systéme vasculaire. Cet auteur qui a fait, avec soin, des expériences comparatives pour constater le degré d'action de chacune des parties constituantes de l'opium administrées séparément, et qui en a conclu à l'effet débilitant, est contredit par Sydenham, par Boerhaave, et par Haller, qui ont reconnu l'action excitante de ce remède sur le systéme vasculaire.

Mais tout ce que l'on peut dire sur cette propriété de l'opium, n'équivaut pas à ce ce qu'en a écrit un de nos meilleurs auteurs modernes, lors-même qu'il s'appliquait à la lui contester. Voici comment il s'explique. « On observe également, dit-il, que » les Turcs ne sont presque jamais atteints » par les maladies convulsives et périodi- » ques. M. Ananian eut sur-tout occasion » de se convaincre de cette vérité, lorsqu'il

» quitta la Turquie avec l'ambassadeur » ottoman et sa nombreuse suite, pour se » rendre à Paris. Aussitôt qu'ils furent ar- » rivés dans la capitale de la Valachie, à » Burkarest, ville très-mal-saine, tous, » excepté trois individus qui usaient habi- » tuellement, et modérément de l'opium, » furent en proie à des fièvres pernicieuses. » Ce fait particulier prouve combien l'éner- » gie, et l'activité du principe sensitif sont » favorables au développement des affec- » tions morbifiques ». (1)

Ce fait qui nous apprend que trois individus qui faisaient un usage habituel et modéré de l'opium, ne furent pas atteints par les délétères atmosphériques qui régnaient à Burkarest, nous prouve que ceux qui n'usaient pas de ce moyen, manquèrent de force pour résister à ces mêmes délétères. La conséquence que l'auteur en tire pour faire considérer l'énergie, et l'activité du système sensitif comme favorable au développement des affections morbifiques, ne me paraît point applicable à ce cas,

---

(1) W. Nouveaux élémens de thérapeutique, etc., par M. Alibert. *Paris*, 1808, t, 2, p. 81.

car on ne peut pas supposer que tous ceux qui éprouvèrent ces fièvres pernicieuses eussent, en effet, cette activité du principe sensitif, qui serait considérée, alors, comme l'état habituel de santé ; et qu'elle fût refusée précisément à ceux qui prenaient l'opium. D'ailleurs le raisonnement de cet auteur serait contraire à ce qui est conseillé sur l'usage des excitans dans les pays réputés mal sains. Mais il en coûte, quelquefois, d'abandonner une opinion anciennement acquise, avec laquelle on s'efforce de faire cadrer des observations pratiques qui tendent même à la détruire. M. Alibert, écrivain estimable, a, peut-être, adopté trop exclusivement les idées de M. Barbier sur l'effet sédatif de l'opium. Il n'est pas démontré, ainsi que ce dernier l'a avancé (1) qu'aprés l'administration de ce remède, les vaisseaux capillaires cutanés tombent dans l'atonie et le relachement, qu'ils perdent leur force contractile et expulsive, et que le sang qui y aborde et qui les pénètre en trop grande quantité, reste stagnant à la périférie du corps. Ces

(1) *Voyez* l'ouvrage déjà cité de M. Alibert, t. 2, p. 77.

idées me paraissent même se combattre mutuellement ; car les vaisseaux cutanés reçoivent, sans doute, cette inertie d'un ordre de vaisseaux plus considérables dont ils sont la continuation ; cette assertion ne peut être démentie. Par conséquent, si les artères principales frappées d'atonie, ne se contractent pas pour expulser le sang, ce dernier ne pourra pas être porté en trop grande quantité dans les capillaires cutanés, il stagnera dans toute l'étendue du système vasculaire; la chaleur du corps s'effacera, la pâleur arrivera, le pouls deviendra faible; tandis qu'on observe tout le contraire de ce que nous venons de dire. Les effets ordinaires de l'opium sont d'accélérer les pulsations de l'artère, et de leur donner plus de développement ; c'est ce que l'illustre Haller a observé sur lui-même. La rougeur de la face, la chaleur de la peau et le prurit qui s'y manifeste, le sentiment d'une force intérieure, etc., indiquent les propriétés stimulantes et toniques de l'opium, et ne sont point les signes de la stase du sang. Pour donner plus de force à cette opinion, rappelons ce que l'on a dit tant de fois des peuples de l'Asie et de l'Afrique qui font le plus grand usage de l'opium ; disons qu'ils en deviennent plus vigoureux, plus gais, plus audacieux, et plus propres aux combats de Mars, et à ceux de Vénus. Il est pour eux ce qu'est le vin pour l'habitant de l'Europe, il entretient leur force lorsqu'ils en usent avec modération, ou la dissipe lorsqu'ils en prennent avec excès.

Le camphre (1) que nous avons associé

---

(1) Le camphre du commerce, le même dont on se sert en médecine, est une substance concrète, d'un blanc cristallin, resplendissante, volatile, inflammable, d'une odeur très-pénétrante, d'un goût âcre et brûlant et un peu amer. Le camphre est produit par un laurier auquel il a donné son nom. On le retire par la sublimation en faisant distiller les parties ligneuses de cet arbre. Le produit de cette opération doit être raffiné pour avoir la substance dont nous avons indiqué les caractères physiques.

Au rapport de Fourcroy, plusieurs plantes indigènes fournissent du camphre ; Neuman, Jeoffroy et Cartheuser en ont trouvé dans les racines du cannelier, du thim, de la sauge, du romarin et de plusieurs plantes labiées ; et M. Josse, dans la racine d'aunée. On croit, mais peu d'auteurs assurent ce fait, que l'on trouve des larmes de camphre qui pendant l'été découlent du laurier, *laurus camphora*, L. qui croît en Chine, au Japon, dans les îles de Borneo, de Sumatra, ou du Ceylan. Celui qui parle avec le à l'opium, réunit les mêmes vertus que lui, mais il a la propriété de rendre l'effet des remèdes plus expansible; on pourrait dire que son action balsamique se distribue dans l'intérieur de nos corps, comme son odeur très-volatile se répand à l'instant dans un appartement. Hoffman le considère comme un excellent antispasmodique; Kinneir et Vogel, comme un excitant chez les sujets d'un tempérament froid, et Pontier comme un narcotique équivalant à l'opium. Tralles, en 1755, publiait que ce remède est rafraîchissant, et il en éprouva sur lui-même des effets contraires. Nous pensons qu'il a les mêmes propriétés que l'opium, et qu'il peut empêcher les nausées que celui-ci cause à certains estomacs.

Il n'est pas à ma connaissance qu'on l'ait encore conseillé contre les fièvres inter-

plus d'assurance de ce camphre natif, est Zea, naturaliste espagnol, qui, d'après la manière dont il a répondu à la confiance du gouvernement de son pays, mérite la nôtre à juste titre. Ce que nous venons de dire, nous autorise à croire que l'on parviendrait facilement à faire du camphre avec les plantes indigènes, si l'on venait à manquer de celui que le commerce va chercher dans d'autres continens.

mittentes, à titre de fébrifuge. Barthez l'a employé dans le traitement de ces mêmes fièvres, lorsqu'elles s'accompagnaient de symptômes nerveux inquiétans, mais dans la vue seulement de calmer ces derniers. M. Chrétien s'en est servi sur lui-même, sous forme de friction, et en a obtenu la guérison d'une douleur sciatique dont il était cruellement tourmenté. Ce même médecin l'a employé avec succès contre les rhumatismes goutteux. On a reconnu que le camphre diminue l'action narcotique de l'opium.

La coutume où étaient autrefois les peuples orientaux, et qui s'est conservée chez leurs princes, d'associer le camphre à la cire que l'on brûle dans leurs palais ou dans les temples, est-elle une recherche due au luxe ou à la mollesse, ou bien est-elle dictée par les régles de l'hygiéne? Si nous consultions nos goûts, et si nous recherchions quelles sont les odeurs qui flattent l'organe de l'odorat, nous aurions de la peine à nous persuader que celle du camphre pût être de ce nombre; et si l'on doit juger de ce qui peut plaire aux orientaux par ce qui nous est agréable, nous serons autorisés à croire que l'ustion du camphre est moins réclamée par la sensualité, que par le dessein de purifier l'air. Parmi nous ce médicament est consacré aux mêmes usages, puisque dans les temps où règnent des épidémies, il n'est point de préservatif qui obtienne la préférence sur lui; et, d'après cela, ne pourrait-on pas supposer que ce médicament porte, au-dedans de nos corps, ses vertus antipestilentielles ou neutralisantes des délétères qui y suscitent des maladies; de même qu'il neutralise les principes de ces mêmes maladies, lorsqu'ils sont au moment de nous atteindre? Les traitemens des fièvres malignes dans lesquels il joue le premier rôle, ne sont-ils pas des témoignages à l'appui de ce que nous disons? Dès-lors, pourquoi ne serait-il pas considéré comme neutralisant le principe morbifique des fièvres intermittentes, qui, ainsi que nous l'avons démontré, tire son origine de la constitution vicieuse de l'air?

Si nos connaissances touchant la manière d'agir du camphre sont incertaines, les résultats du moins sont constants. Les auteurs des traités les plus modernes sur la matière médicale, parlent de ce médicament avec beaucoup de retenue. Tel est M. Alibert ; mais tout en louant leur sagesse, on désire néanmoins de connaître la conséquence des faits pratiques soumis à l'analyse. C'est d'après des faits de cette nature scrupuleusement observés, que nous disons du camphre, qu'il est antispasmodique, c'est-à-dire, qu'il donne aux nerfs le degré de force qui leur est nécessaire pour surmonter la puissance des causes morbides qui s'exerce sur eux.

Les uns ont accordé au camphre des vertus aphrodisiaques, les autres ont assuré qu'il calme l'ardeur vénérienne, et l'on cite à cet égard des faits qu'il est à propos de rappeler, pour faire voir qu'ils sont diamétralement opposés. L'un nous est fourni par Pauli, qui dit qu'une mère ayant donné, par son conseil, une forte dose de camphre à son fils pour le corriger du penchant qu'il avait à l'amour, n'obtint point l'effet qu'elle attendait de ce remède ; Hoffmann assure que, loin de diminuer les désirs vénériens, il ne fait que les exciter. Un autre fait est tiré de l'ouvrage déjà cité de M. Alibert. Par lui, nous apprenons qu'une femme de l'hôpital Saint-Louis à Paris, était tourmentée de fureur utérine, qu'on lui donna un gros de camphre, et que ce moyen appaisa totalement ses désirs dans les vingt-quatre heures. J'ai rapporté ces exemples afin de faire connaître qu'en aucun cas, ils ne peuvent être invoqués pour ou contre l'action tonique du camphre.

Laloes succrotin (1) qui entre dans la composition des bols fébrifuges, est purgatif, et empêche, par cela même, que l'opium ne rende les évacuations alvines trop rares; il excite le système vasculaire, et donne du ton à l estomac.

Ce que nous venons de dire sur les trois

---

(1) L'aloës succotrin est un suc concret, dur, friable, de couleur brune. Il a une saveur fortement amère, nauséabonde, une odeur désagréable; lorsqu'on le pile, ses molécules se répandent facilement dans l'air, et se portent dans les narines ou sur les lèvres; réduit en poudre, il est d'un beau jaune. On le retire de la partie inférieure des feuilles de *l'aloës persoliata*, ou *de l'aloës spicata*, végétal qui croît naturellement dans l'île de Soccotra. On l'a cultivé avec succès en Espagne dans le royaume de Valence, et on en a retiré, par l'incision, un suc égal à celui qui est dans le commerce sous le nom de *succotrin* ou d'*hépatique*.

remédes qui composent le nouveau fébrifuge, et sur leurs propriétés médicinales, nous prouve qu'ils sont pourvus, isolément, de la faculté de donner plus de vigueur à tout le systéme, et de porter une action spéciale sur les nerfs. Réunis, ces mêmes remédes ne perdent pas de leurs propriétés principales, tandis qu'il résulte de leur association un mixte qui n'a aucun des inconvéniens particuliers à chacun d'eux. C'est ainsi que l'aloës corrige la vertu stiptique de l'opium sur le tube intestinal, et que le camphre rend l'action de ce dernier moins fixe sur l'estomac, et sur le cerveau, tandis qu'ils marchent de concert pour dissiper l'atonie des systémes nerveux et vasculaire, qui est manifeste dans les fiévres intermittentes.

Que devient, me dira t-on, le délétère fébrile lorsque les bols fébrifuges ont donné aux nerfs une force suffisante pour se prémunir contre ses atteintes? Et s'il est considéré comme une matiére ou comme un virus venu du dehors qui a acquis au dedans de nous des qualités morbifiques nouvelles, pourquoi n'a-t-on pas à craindre qu'il n'existe encore, et qu'il ne porte de nouveau son action sur les nerfs pour réveiller la fièvre? Ces questions mériteraient, de notre part, un examen particulier, si, proposées déjà à l'occasion du quinquina, elles n'avaient offert une difficulté insurmontable pour en trouver la solution. Voilà pourquoi nous ne chercherons pas à pénétrer ce mystère. Les bols fébrifuges dissipent la fièvre aussi-bien que le quinquina; les rechutes ne sont ni plus rapprochées, ni plus fréquentes lorsqu'on a guéri par leur moyen, que lorsqu'on a employé l'écorce du Pérou; donc ils méritent la même confiance. La manière dont les remèdes agissent est quelquefois si difficile à expliquer, que, persuadés de cette vérité, nous nous bornerons à faire remarquer que les mêmes effets ne peuvent être produits par des médicamens opposés par leurs propriétés. Selon l'opinion générale, et d'après le sentiment du célèbre Barthez, le quinquina étant reconnu comme le médicament le plus propre à entretenir, ou à augmenter l'énergie de tous les systèmes, et la force vitale, nous devrons reconnaître aussi que les bols fébrifuges possèdent cette faculté, puisque nous les avons vus opérer la guérison des fièvres intermittentes, aussi-bien que le quinquina.

Si je poursuivais plus loin l'examen des propriétés du fébrifuge, j'arriverais à dire que son efficacité est aussi mystérieuse que celle de la plupart des préparations officinales qui produisent des effets que l'on ne peut attendre des individus qui les composent. Mais il est un terme auquel l'esprit humain est obligé de s'arrêter dans toutes les connaissances auxquelles il s'applique, quoiqu'il apperçoive l'espoir qu'un jour elles seront plus étendues; et c'est ce que nous sommes forcés de faire dans l'examen des propriétés du nouveau fébrifuge.

Quelques nombreuses que soient les assertions dont les livres de médecine sont remplis, pour établir les vertus narcotiques de l'opium, nous pouvons assurer, d'après notre pratique, que les bols fébrifuges ont porté plutôt à l'insomnie qu'au sommeil; cette remarque même n'a été faite que sur un très-petit nombre d'hommes : plus souvent ils n'ont rien changé à l'état habituel de cette fonction. J'ai été porté à croire quelquefois qu'ils procuraient des évacuations alvines trop copieuses, et qu'ils mettaient la bile en mouvement ; mais un peu d'attention m'a prouvé que ces évacuations avaient eu lieu chez des sujets qui avaient pris un nombre peu considérable de ces bols, tandis que cela n'était pas arrivé à ceux auxquels il en avait été prescrit huit dans une même journée ; d'où j'ai estimé que ces mouvemens n'étaient point dus au fébrifuge, mais bien à ce que les individus n'avaient pas été purgés convenablement. D'ailleurs, il est facile de se persuader que demi-grain d'aloës donné de deux en deux heures, ne suffirait pas pour provoquer des évacuations nuisibles.

Je n'ignore pas que quelques personnes du sexe ne peuvent pas, à raison de la délicatesse de leurs organes, supporter l'action de l'opium. Lorsqu'on aura à faire à de tels tempéramens, on donnera, d'abord, un ou deux bols dans toute une journée, afin d'essayer s'il sera permis de prescrire la dose jugée nécessaire pour couper la fièvre.

Si j'avais imaginé que le nouveau fébrifuge n'agît que comme antispasmodique, je me serais contenté de le donner peu de temps avant l'accès, et comme moyen perturbateur ; mais persuadé que dans la curation des fièvres intermittentes, l'indication principale est d'augmenter les forces, j'ai jugé plus convenable de l'administrer, peu à peu, pendant le temps qui sépare les deux paroxismes. On fera même très-bien d'en continuer l'usage après la guérison.

Dans le cours des expériences que j'ai faites pour reconnaître l'efficacité des bols fébrifuges, j'ai eu à traiter une seule céphalalgie périodique qui tirait son origine, ou qui avait succédé à une fièvre intermittente que l'on avait combattue par des purgatifs. Je l'ai attaquée par les bols fébrifuges, et je suis parvenu à la dissiper avec la plus grande facilité. Voici le fait.

Delas (Auguste), gendarme, né à Auch, département du Gers, âgé de 34 ans, d'un tempérament sanguin, entra à l'hôpital militaire de Figuères, le 27 octobre 1811. Lorsqu'il arriva auprès de nous, il venait d'éprouver plusieurs accès d'une fièvre intermittente, qui s'étaient répétés selon l'ordre quotidien ou double tierce, et qui avaient été interrompus par une médecine que ce militaire prit peu de jours avant son entrée à l'hôpital. Le motif pour lequel il réclama nos soins, était un mal de tête violent qui lui revenait chaque jour, à l'heure où la fièvre avait coutume de se manifester, et qui se dissipait au bout de quelques heures, en sorte que l'on était autorisé à croire que la maladie présente était un reste de la fièvre qui avait précédé, ou une forme nouvelle qu'elle avait adoptée. Tel fut le diagnostic que j'en portai, et qui me conduisit à prescrire, dès les premiers jours, quelques verres de décoction de quinquina à chacun desquels je faisais ajouter quinze gouttes de liqueur minérale d'Hoffman. Je croyais que ces moyens préviendraient le spasme du cerveau, mais je fus trompé dans mon attente, il n'y eut point d'amendement dans les souffrances que le malade éprouvait, ce qui me décida à lui prescrire trois bols fébrifuges qu'il prit le 2 novembre. Ces bols suffirent pour empêcher les retours de la céphalalgie, et procurèrent une guérison parfaite. Cet homme sortit de l'hôpital peu de jours après, et rentra à sa compagnie.

Les maladies qui succèdent ordinairement aux fièvres intermittentes, sont les obstructions des viscères du bas ventre. On les traite par les remèdes fondants, auxquels on a recommandé, il y a peu de temps, d'associer les décoctions de quinquina; on a été même jusqu'à attribuer certaines guérisons à ce dernier moyen. Je suis persuadé qu'en pareils cas on se servira avec plus d'avantage des bols fébrifuges que l'on donnera à petites doses pendant un nombre de jours indéterminé.

En résumant notre opinion sur le nouveau fébrifuge, nous dirons qu'il agit aussi efficacement que le quinquina, et qu'il mérite la préférence sur celui-ci; premièrement, parce qu'on peut l'administrer sous un petit volume, et qu'on n'est point rebuté en le prenant; en second lieu, parce qu'on peut se le procurer sans une grande dépense d'argent. Ces considérations font pressentir les avantages que le gouvernement en retirera pour l'utilité des armées; et ceux qu'il promet aux hommes de toutes les classes de la société, en s'accommodant à la délicatesse ou à la sensualité des uns, et en offrant aux autres, qui sont peu favorisés de la fortune, un moyen de guérison trés-économique.

FIN.

MÉMOIRE

SUR *les Céphalalgies périodiques, déterminées par l'insolation, et sur leur analogie avec les fièvres intermittentes.*

PAR M. AUDOUARD,

Médecin des armées de S. M. L'EMPEREUR ET ROI.

> Cephalalgia intermittens quotidiè, vel tertiâ quâque die, etiam sine pulsûs frequentiâ horis præfixis ea species supervenit, et à veneno febris intermittentis fovetur.
>
> SAUVAGES. *Nosol. method. clas.* VII.

APRÈS avoir consacré deux Mémoires à la recherche des causes et des moyens curatifs des fièvres intermittentes, il ne sera pas hors de propos de parler des céphalalgies périodiques. Les unes et les autres de ces maladies semblent dépendre des mêmes agens, et l'on peut assurer qu'elles ne donnent point lieu à des théories différentes, quoiqu'au premier aperçu il ne paraisse pas qu'elles soient liées par des rapports essentiels, ou qu'elles aient des traits de ressemblance. Les réflexions auxquelles la considération de cette espèce de céphalalgies nous conduira, seraient le complément naturel d'un ouvrage sur les fièvres intermittentes, et nous considérerions comme tel le Mémoire que nous entreprenons actuellement, si notre dessein avait été de publier un traité complet sur ces sortes de pyrexies. Nous nous bornerons à rapporter les résultats de notre pratique, et nous ferons ensuite quelques rapprochemens des céphalalgies périodiques avec les fièvres intermittentes, pour démontrer la grande analogie qui régne entre ces affections.

Première Observation.

M. A....., âgé de 32 ans, d'un tempérament pituitoso-sanguin, demeurant à Rome, depuis un an environ, fut pris d'un violent mal de tête, le 4 avril 1808, vers huit heures du matin. Il crut devoir en attribuer la cause à ce que, étant la veille dans la rue dite *le Cours*, il avait été exposé au soleil, ayant la tête découverte, et les cheveux mouillés. Ce mal de tête fut si violent que l'individu ne put rester sur pied, et que, comptant sur le repos pour en diminuer la violence, il se mit sur son lit. Mais il ne put jouir du sommeil jusqu'à deux heures après midi, tant ses souffrances étaient grandes; alors seulement il dormit par momens. Ce repos le conduisit, insensiblement, à l'extinction de sa douleur dont il fut délivré à cinq heures du soir. Ce qui s'était passé en lui n'avait point dérangé ses fonctions. Il avait bon appétit, et il dîna à son ordinaire.

M. A...., délivré de sa douleur de tête, était loin de penser qu'il aurait à en souffrir le lendemain; ce qui arriva cependant, et à la même heure que la veille. Elle eut la même marche et la même terminaison; même calme lui succéda, mais ce retour inquiétait déjà le malade qui m'en parla dans une société où je le trouvai à minuit. Je lui recommandai quelques ménagemens, et lui promis de le voir le lendemain matin.

Le 16, même douleur que les jours précédens; je vis le malade avant midi, il était taciturne, et répondait difficilement aux questions; tout lui était incommode, il ne désirait que le repos, le silence, et surtout que la plus grande obscurité régnât dans son appartement. Il était couché, la face renversée contre son lit, serrant la tête de ses deux mains; la figure et les yeux étaient rouges, le front chaud, la chaleur du corps tempérée, le pouls naturel; les artères carotides et temporales battaient avec célérité; le malade toussait quelquefois, et cette toux suscitait des envies de vomir purement spasmodiques.

Après le paroxisme, je vis encore ce malade, et j'obtins de lui la relation suivante. Dès l'invasion du paroxisme, il y avait pesanteur et douleur à l'occiput, et successivement sous les pariétaux; cette douleur était plus forte au côté gauche; il y avait des mouvemens convulsifs de l'œil du même côté, et par momens, tiraillement du globe dans l'orbite; impossibilité de supporter la clarté du jour ou d'une lumière; souffrances augmentées par le moindre bruit, lorsqu'on marchait dans la chambre, ou par le son des cloches; le malade ne pouvait rester long-temps dans la même position, et s'il se tournait, quelque lenteur, ou quelque précaution qu'il apportât à se mouvoir, la douleur de tête en était si fort augmentée, que, pour me servir de ses expressions, il lui semblait que sa tête allait s'ouvrir avec explosion; s'il toussait, ou s'il se mouchait, sa douleur était portée à l'extrême. Une pulsation analogue à celle d'une tumeur phlegmoneuse, mais plus profonde, et insupportable, se faisait sentir dans le cerveau; cette pulsation, nullement réglée sur celle du pouls, mais ayant plus de fréquence, donnait chaque fois l'éveil à la douleur; il n'y avait point de perte des sens, mais les idées étaient confuses : il y avait insouciance; un froid léger se faisait sentir aux pieds. Tels sont les symptômes morbifiques qui constituaient la première période, et qui, chez le malade qui nous occupe, duraient depuis huit heures du matin, jusqu'à midi ou une heure. Cette période se rapporte à celle du froid des fièvres intermittentes.

Dans la seconde, la douleur de tête persistait, mais il y avait moins d'intensité dans tous les symptômes; les idées étaient plus libres, la disposition à dormir très-manifeste, le sommeil court, et traversé par des rêves extraordinaires; selon le dire du malade, quelques minutes de sommeil paraissaient avoir la durée de plusieurs heures. L'anxiété ou le désir de changer fréquemment de position persistait, mais il était rempli sans que la douleur augmentât; bientôt une sueur légère couvrait la figure, les cheveux devenaient humides, le froid des pieds se dissipait, la chaleur du corps ne variait pas, et avant le coucher du soleil, le malade délivré de ses souffrances était hors de son lit, et pouvait reprendre ses occupations. Ces derniers symptômes constituaient une période qui me parût avoir beaucoup d'analogie avec celle qui termine un accès de fièvre intermittente.

Le calme étant rendu au malade, il existait encore quelques vestiges de la souffrance que le cerveau et les membranes avaient éprouvée; ces parties étaient endolories, et la douleur s'y faisait bien mieux sentir si l'on éternuait ou si l'on faisait un faux pas; cet état durait trois ou quatre heures, pendant lesquelles, si l'on se mouchait, on donnait issue à une mucosité moyennement épaisse, transparente, de couleur d'un beau jaune citron, à laquelle un peu de sang se trouvait mêlé quelquefois, et les urines que le malade rendait, vers la fin ou après le paroxisme, déposaient un sédiment terreux très-abondant. Mais tout ce qui retraçait tant soit peu la maladie s'effaçait complétement; la sensibilité naturelle était rendue aux parties contenues dans le crâne, les commotions données au cerveau par quelque mouvement brusque, n'y réveillaient aucune douleur; tout semblait être rentré dans l'ordre, et les forces ne paraissaient pas avoir été diminuées.

La périodicité de la douleur de tête aurait été, à mes yeux, un signe indicateur propre à me déterminer dans le choix des moyens curatifs, si à cette époque (le printemps) nous n'eussions eu à traiter des maladies inflammatoires, et même des fièvres intermittentes revêtues de ce caractère, que le mode de la constitution régnante, rendait commun à presque toutes les affections du moment. A cette considération médicale, se joignait l'opinion du malade qui se croyait atteint d'un coup de soleil; et supposant que la tendance du sang vers la tête, était le phénomène pathologique contre lequel le traitement devait être dirigé, je prescrivis un demi-bain tiède pour être pris avant le retour du paroxisme. Cette prescription fut exécutée, et loin d'être favorable, elle fut suivie d'une douleur de tête plus forte que celle des autres jours, et qui revint une heure plutôt.

Le 18, je ne fus pas tenté d'employer le même moyen pour prévenir l'accès de ce jour. Je donnai des calmans, des antispasmodiques, mais le paroxisme revint comme les jours précédens.

Les 19 et 20 furent consacrés à l'observation. Seulement régime modéré, boissons tempérantes, lavemens : même douleur et à la même heure, même ensemble de symptômes, même terminaison.

L'inefficacité des remèdes, et la périodicité de la céphalalgie, me forcèrent enfin à recourir au quinquina. J'en prescrivis trois gros, avec deux grains d'opium mêlés pour deux doses à prendre à la rémission de l'accès du 20. Cette petite quantité opéra au delà de mes espérances. Le mal de tête revint, mais il fut supportable, le malade ne se coucha pas, et se livra à quelques occupations. La nuit suivante, il prit une pareille dose de quinquina et d'opium.

Le 22, point de douleur de tête, ni aucun des symptômes qui avaient caractérisé les paroxismes antérieurs. Le fébrifuge fut répété dans la nuit du 22 au 23, et j'en bornai l'usage à ces trois doses qui suffirent pour prévenir les retours de la douleur, et pour les éloigner entièrement.

IIe. Observation.

J'étais à peine certain de cette guérison, que l'on reçut à l'hôpital militaire de Rome, le nommé Mercier, dragon au 23e. régiment, natif de Gran-Villars, département du Haut-Rhin. Entré le 23 avril, il me fut présenté le lendemain, se plaignant d'une forte migraine du côté gauche, qui, disait-il, lui survenait tous les matins, et durait toute la journée; il en souffrait depuis quatre jours. Il l'attribuait à la fatigue et au soleil auquel il avait été exposé pendant la manœuvre à laquelle il avait assisté les jours précédens. Mais comme son mal, loin de diminuer, allait en augmentant, il se décida à venir réclamer des secours.

Peu de questions me mirent en état de décider que cette migraine était soumise à un ordre périodique. Elle se faisait sentir le matin à heure fixe, était très-forte, et se terminait après-midi, laissant le malade avec son appétit et ses forces ordinaires. Il n'y avait point de fièvre en aucun temps.

Fort d'un exemple tout récent, je négligeai la recherche scrupuleuse des causes pour ne combattre que la périodicité, et, dans cette vue, je prescrivis deux gros de quinquina et trente gouttes de laudanum liquide de Sydenham. La diminution de la céphalalgie, le jour suivant, attesta le bon effet du remède dont la prescription fut répétée. Cette seconde dose produisit la suppression totale de la douleur, et prévint le retour du paroxisme. Le quinquina fut continué pendant deux jours encore, et ce militaire sortit bientôt après de l'hôpital, n'ayant éprouvé aucun retour de sa maladie.

IIIe. Observation.

Ces observations m'avaient paru intéressantes, et j'en faisais quelquefois le sujet de mes entretiens avec des médecins de Rome, ou même avec des personnes étrangères à l'art de guérir. De ces dernières fut madame B...., dans laquelle on admire l'esprit cultivé, uni à tout ce que le physique peut avoir de graces et d'attraits. Une occasion d'inquiétude pour sa tendresse maternelle voulut que je rappelasse à son souvenir nos entretiens sur les céphalalgies que je viens de rapporter. Voici dans quel cas.

Son fils, âgé de 12 à 13 ans, d'un tempérament pituitoso-sanguin, d'une constitution faible, très-sujet aux catarres pulmonaires, d'une stature grêle, et venant de faire un accroissement de taille extraordinaire, était dans un collége de Rome au mois de juillet 1808. Un jour à son lever, il fut pris d'un violent mal de tête. Madame B.... en fut instruite sans retard, et me fit prier de me trouver au collége le plutôt possible. Je m'y rendis de suite, et déjà cette tendre mère était auprès de son fils que la violence du mal retenait au lit. Les professeurs du collége attribuaient sa douleur de tête à une promenade qu'il avait faite la veille, avec ces condisciples, à la villa Borghèse, à trois heures après-midi, le soleil étant très-chaud : on nous rapporta que le jeune B.... s'y était livré, sans mesure, aux exercices du corps, étant tête nue, et qu'il avait beaucoup sué. Madame B.

craignant une maladie grave, fit transporter son fils chez elle, et il fut mis en voiture. Je me rappelle que le grand jour lui était insupportable.

Il était difficile de modérer l'empressement de madame B....., lorsque nous fumes rendus chez elle. Une petite hémorrhagie nasale qui avait eu lieu, la face rouge, et la douleur de tête suffirent pour la faire recourir aux pédiluves, et aux compresses d'eau et de vinaigre sur le front. Ces moyens, que j'autorisai, semblérent calmer le mal de tête, mais ce calme n'était que la terminaison du paroxisme; nous en jugerons par ce qui suivra. Avant la fin du jour, le jeune B..... put se livrer à la distraction, et prendre son repas; ses souffrances étaient finies. Je n'avais observé aucun mouvement de fièvre pendant la durée de la douleur de tête.

Le lendemain le soleil était sur l'horison depuis deux heures lorsque la céphalalgie se fit sentir de nouveau. Nouvelles inquiétudes de la part de la mère, qui donna un bain de pieds, et mit des compresses d'eau froide acidulée sur le front; mais point de soulagement. Depuis sept heures du matin jusqu'à midi la douleur de tête fut plus forte que la veille. Elle était située au côté gauche ; le malade sentait dans la tête des battemens répétés et douloureux, qu'il exprimait en disant, c'est comme si l'on m'y donnait des coups de marteau. Sa figure était rouge, ainsi que ses yeux ; il ne pouvait supporter la lumière ; mais il n'avait point de fièvre, et la chaleur du corps était naturelle.

Déjà ce retour à heure fixe occupait mon attention. Madame B..... me proposa la saignée, je l'éloignai de cette idée, lui représentant que son fils était d'une constitution trop faible pour autoriser ce moyen. Je lui conseillai d'attendre, lui faisant observer la périodicité de la maladie, et lui annonçant que la douleur de tête cesserait avant la fin du jour. Mais cet espoir perdait de sa douceur, lorsqu'elle pensait que son fils aurait encore à souffrir un autre accès ; car je lui proposais de rester en observation sur la maladie. Le paroxisme se termina, en effet à six heures du soir, ne laissant d'autre trace qu'une douleur profonde et sourde à l'œil gauche, douleur qui était rendue plus sensible par la toux, en se mouchant, ou lorsque le corps faisait quelque mouvement brusque. Elle se dissipa même pendant la nuit, et au point du jour le jeune B..... n'éprouvait aucune souffrance.

Le troisième jour la céphalalgie reparut comme la veille, et la journée se passa de même.

Mais, ce paroxisme fini, il m'eût été impossible de continuer l'expectation. Madame B....... savait que j'avais guéri de pareils maux par le quinquina; il fallut céder à son impatience: j'en prescrivis deux gros, avec un grain d'opium, à prendre en deux doses pendant la nuit. Le lendemain, diminution considérable de la céphalalgie; nouvelle administration du quinquina, et le paroxisme fut entièrement effacé. Une troisième dose suffit pour affermir la guérison. Je vis cet intéressant malade pendant deux mois aprés sa maladie; il n'en éprouva aucun retour.

Je ne me suis point appliqué à énumérer tous les symptômes de la maladie dans les deux dernières observations, pour éviter de répéter ce que j'avais dit dans la première: tous les cas de céphalalgie se ressemblent, à peu de chose près.

Si je suis bien instruit de ce que les auteurs ont écrit sur les céphalalgies périodiques, je devrai dire qu'on n'a rapporté encore que quelques observations de ces maladies contre lesquelles le quinquina ait été employé avec succès. On les cite même comme des faits rares, et cependant je suis persuadé que ces céphalalgies ont pu être fréquemment observées, puisqu'elles reconnaissent pour cause certains agens atmosphériques dont l'existence date de l'origine des siècles, et qui sont communs à beaucoup de lieux. Que doit-on penser de ce vide dans la plupart des nosologies? Le grand Sauvages, que l'on peut citer comme celui de tous les nosologistes qui a le plus individualisé les maladies, se borne à dire, *an cephalalgia quæ ab insolatione accidit habeat symptomata, aut curam specialem, aut proindè inter species sit recensenda, nondùm mihi notum est* (1). Doit-on croire que cette maladie a été rare? Doit-on penser qu'on en a négligé l'étude et l'observation? Sans m'ériger

---

(1) *Nosol. methodi.* t. 2, p. 52., *edit. Amstelodami.* 1768.

en censeur, je m'attacherai à prouver que les céphalalgies périodiques déterminées par l'insolation, diffèrent entr'elles selon les pays où elles règnent, et veulent des moyens curatifs entièrement opposés.

A cet effet, je distingue les céphalalgies en deux espèces. L'une sera de nature inflammatoire, et l'autre nerveuse. On peut dire que la première règne dans les pays secs, exempts d'eaux stagnantes et de marais, sur les montagnes et dans tous les lieux où les maladies ont une tendance marquée à l'inflammation. Elle est essentielle ou symptomatique, et, dans quelques cas, se convertit en phrénésie. Quoiqu'elle affecte quelquefois le type intermittent, il est vrai de dire qu'elle s'éloigne des nerveuses puisque tout y indique la prédominence du systéme vasculaire sur les autres systémes. Aussi, les antiphlogistiques remplissent-ils contre cette espèce toutes les indications curatives. Sa périodicité, s'il en existe, ne mérite pas plus d'attention que celle des fiévres intermittentes vernales qui, pour la plupart de nature inflammatoire, sont combattues avec succés par les boissons tempérantes, et légérement purgatives.

Je

Je borne à cette courte exposition ce que je veux dire touchant cette espèce de céphalalgie, pour ne pas sortir des limites que doit avoir ce travail. Je passe à celle dont je me suis proposé de traiter plus spécialement.

J'appelle céphalalgie nerveuse celle dont la souffrance des nerfs de l'intérieur de la tête, ou de leur origine commune, semble constituer une maladie essentielle. Je dis souffrance des nerfs, etc., parce que je suis persuadé que la céphalalgie inflammatoire a son siége dans les membranes du cerveau, et dans les parties extérieures à ce viscère, distinction que l'on ne peut démontrer mathématiquement, mais qui semble avoir été indiquée par l'illustre Haller (1). La nerveuse a son siége dans les parties plus internes. Je n'en indiquerai point les symptômes : il faut les prendre dans les observations que j'ai rapportées : on en lit une bonne énumération dans Roderic A Veiga, médecin portugais (2). Avant lui

(1) W. *De partibus animalium sensibilibus, et irritabilibus.*

(2) W. *Roderici A Veiga opera, Lugduni,* 1586, pag. 307.

Aretée avait peint cette maladie, mais moins exactement (1). Il la nomme *céphalée* pour la distinguer de la céphalalgie ; et Lieutaud, en traitant des effets de l'insolation (2), en a parlé également. Je me borne à faire remarquer que les symptômes de la pléthore sanguine que l'on observe dans cette maladie, sont le résultat de la sensibilité trop fortement excitée, du spasme qu'il y a, soit aux vaisseaux sanguins, soit aux parties qui les compriment, et qu'il n'y a ni augmentation, ni raréfaction du sang ; on doit donc dire hardiment que ce serait une erreur de recourir à la saignée et aux autres moyens analogues pour dissiper cette fausse pléthore. Je lis dans presque tous les auteurs qui ont traité des céphalalgies, qu'une telle thérapeutique a toujours eu de fâcheux résultats.

Nous avons là-dessus les leçons du grand Stoll. En traitant de la phrénésie, qui se rapproche beaucoup des céphalalgies périodiques, il rapporte plusieurs observations

---

(1) W. *Aretæi capadoci, de causis et signis diut.-affectuum.* Lib. 1, cap. 2.

(2) W. *Synopsis*, etc., t. 1, p. 385, edit. Par. 1770.

où la saignée et les purgatifs n'ont servi qu'à augmenter le délire, et à exaspérer tous les symptômes, tandis que le quinquina chez l'un, une forte dose d'émétique chez l'autre, ont rompu le spasme cérébral, et opéré une guérison parfaite (1). Ainsi, l'expérience nous apprend que ces maladies sont particulières au système nerveux.

Leur étiologie ne sera pas plus difficile à préciser que leur nature. Leur périodicité observée dans un pays où les fièvres affectent cette marche, nous oblige à rechercher le rapport qui lie ces céphalalgies aux maladies constitutionnelles ; et lorsque nous les verrons se répéter sur plusieurs individus dans une même saison, nous ne devrons pas balancer à les comprendre parmi celles qui tirent leur source de l'influence du climat, ou des causes morbifiques communes au plus grand nombre des habitans. Aussi, je pose ce principe, que toutes les causes des fièvres intermittentes peuvent engendrer les céphalalgies périodiques, Les sujets faibles, et qui ont

---

(1) W. *Maxim. Stoll. Ratio medendi*, t. 3. *Lugduni Batav.* 1788.

en partage une grande mobilité nerveuse, en seront plus facilement attaqués. Chez eux, comme dans les autres cas, l'acre fébrile irritera plus spécialement l'origine des nerfs, et constituera, par cela même, une fièvre intermittente limitée à la tête. Cette sorte de fraction de fièvre que je présente ici, me semble caractériser l'état nerveux de la maladie ; car, s'il est vrai de dire que l'on voit souvent des affections spasmodiques générales, nous trouverons également qu'il en est de limitées à une ou à plusieurs parties ; et rien n'est plus propre à prouver le caractère fébrile des céphalalgies périodiques, que la régularité et la lenteur des pulsations des artères du tronc, tandis que celles de la tête battent avec une fréquence notoire. Cette remarque n'a point échappé à Wansviéten (1), qui, guidé en cela par le malade, a reconnu que les pulsations de l'artère ophtalmique, au point où elle se joint à la labiale, étaient beaucoup plus accélérées que celles du cœur ou des artères des extrémités. Voici un exemple analogue à celui que cet auteur rapporte :

Le nommé Bourcier était au n°. 87 de la

(1) W. Tom. 2, p. 485., *edit. Par.* 1771.

première division des fiévreux, à l'hôpital militaire de Rome, pendant le mois de mai 1808. Il souffrait d'une douleur sciatique non continuelle, mais qui le prenait périodiquement de trois en trois jours, à deux heures après midi. Lorsqu'il se rendit auprès de nous, il en avait éprouvé plusieurs atteintes qui l'avaient peu affecté, dès les premiers temps, mais qui, à raison de leur constante périodicité, finirent par lui donner des inquiétudes. Nous étions au premier jour du mois de mai, lorsqu'il me raconta la marche de sa maladie qui devait reparaître le lendemain. Ce cas me parut digne de remarque, et je me proposai de l'observer avec une attention particulière. En conséquence, le 2 j'étais auprès du malade avant trois heures après midi : il se plaignait d'une douleur qui commençait à la région ischio-fémorale droite, et s'étendait à toute l'extrémité ; il disait de cette douleur, c'est comme si des chiens me déchiraient ce membre ; ou bien, disait-il encore, il me semble que mes nerfs se retirent, et qu'ils se rompent de temps en temps ; d'où je pensai que cette douleur n'avait pas une intensité uniforme. Je remarquai que toute l'extrémité inférieure droite était plus froide que la gauche, qu'elle exécutait les mouvemens avec difficulté, et que ces mouvemens rendaient la douleur plus vive, autant que je pus en juger sur l'air de souffrance, et sur les plaintes du malade. Le reste du corps était étranger à ce qui se passait dans cette extrémité, le pouls était naturel : l'examen le plus attentif ne me montra point d'autres particularités à noter jusqu'à quatre heures. Alors la douleur avait cédé un peu, et je crus apercevoir que la chaleur revenait à la partie souffrante ; cette chaleur augmenta, et surpassa même celle des autres parties du corps ; elle fut suivie de rougeur, mais il n'y eut point de sueurs ; la douleur devint uniforme, et moins intense ; elle se termina par degrés, et à huit heures du soir, elle ne se faisait plus sentir. Le lendemain, 3 du mois, se passa sans souffrances ; il en fut de même le 4. Je consacrai ces deux jours à me persuader de l'absence de la douleur, et à me ménager la conviction intime que j'avais à traiter une sorte de pyrexie limitée qui observait le type quarte. Cette conviction me fut acquise, le lendemain 5 du mois, auquel je vis la répétition de ce qui s'était passé le 2, et fondant là-dessus un diagnostic assuré, je me proposai de donner le quinquina (nous nous servions du jaune); en conséquence, j'en prescrivis une demi-once pour le 6, avec addition de deux grains d'opium; ce remède fut répété le 7, et la moitié de la dose fut prise le 8 au matin. L'évènement justifia la bonté du diagnostic que j'avais porté : aucune douleur ne se manifesta dans la journée, ni dans la suite, et cette guérison me confirma qu'il pouvait y avoir des pyrexies limitées.

L'action spéciale de l'acre fébrile sur un organe tel que le cerveau, ou sur tout autre partie du corps, peut être favorisée par l'idiosyncrasie du sujet, ou bien être un mode propre à la constitution régnante. C'est de ces circonstances que naissent les variétés des fièvres intermittentes que l'on doit considérer comme uniques dans leur essence. Ceci est plus sensible dans les fièvres pernicieuses dont j'ai rapporté plusieurs exemples dans mes précédens Mémoires. Si l'on croyait que les intermittentes phrénétique, splénique, érysipélateuse, etc., dont j'ai parlé; que les apoplectique, épyleptique, etc., rapportées par M. Alibert, sont des maladies différentes, on commettrait une grande erreur. Ce ne sont là que des formes que la fièvre emprunte des circonstances que nous venons d'indiquer, et les céphalalgies sont soumises à l'empire de ces mêmes circonstances.

Quelques auteurs ont émis à ce sujet, des opinions, qui, quoique brièvement énoncées, n'en viennent pas moins à l'appui de la mienne. Il faut citer Morton, qui n'a pas laissé ignorer que le génie des fièvres se cache sous mille formes, Sauvages qui dit, d'une manière affirmative, que les céphalalgies intermittentes sont causées par le délétère qui engendre les fièvres intermittentes, et M. Carron d'Annecy, qui fait remarquer que ces dernières maladies, ayant été plus rares que de coutume dans un pays où on les voyait ordinairement endémiques, ont été remplacées par des céphalalgies périodiques (1).

Il ne suffit pas d'avoir trouvé la cause

---

(1) W. Journal général de médecine, etc., rédigé par M. Sedillot, etc., l'an 1811.

générale et prédisposante des céphalalgies. Il n'importe pas moins de connaître dans quels cas cette disposition peut être mise en jeu, et j'ai toujours observé que l'insolation jointe à l'exercice en favorise l'apparition. Ces deux causes semblent être nécessaires l'une à l'autre ; ainsi, lorsque le corps livré à un grand exercice, se couvre de sueurs en même-temps que le soleil darde ses rayons sur la tête mise à nu, l'acre fébrile soit existant dans le corps, soit nouvellement introduit, acquiert un surcroît de force, et se fixe plus particulièrement sur les nerfs du cerveau, sur lequel la chaleur du soleil l'attire selon le même mode par lequel les humeurs du corps convergent toujours vers la partie où siége une irritation assez forte.

Dans les pays réputés insalubres, il est encore des lieux où les causes d'insalubrité sont portées à un plus haut degré par des vices que leur topographie indique. Je remarque en effet que les lieux où ont été contractées les trois céphalalgies que j'ai rapportées, sont connus pour être des plus mal sains de Rome. Ces lieux sont, 1°. le cours, partie basse de la ville, parallèle au Tibre dont il est peu éloigné, et qui commence à la place du peuple sur laquelle on a coutume, en été, d'allumer de grands feux pour en purifier l'air; 2°. le champ où se faisait la manœuvre, situé sur les bords du Tibre, entre le pont Mole et la ville. A l'occasion de ce lieu, j'ai ouï dire à un romain de qualité, que les cultivateurs et les mendians qui se trouvent hors de la ville lorsqu'on en ferme les portes, obligés de passer la nuit dans les champs voisins, sont ordinairement pris de la fièvre; que ces bonnes gens, peu aptes à élever leur attention vers ce qui se passe dans l'atmosphère, attribuaient ce maléfice à une très-grande pierre consacrée autrefois au culte des dieux du paganisme; que, pour dissiper ce prestige, il fallut que l'on brisât cette pierre, et que cette contrée n'en a pas été plus saine par la suite; 3°. la villa Borghèse, reconnue pour insalubre à cause de ses eaux, de ses bois à haute futaie, de l'inégalité du sol, des enclos, et des grands bâtimens qu'elle renferme; et parce qu'elle est dominée par des montagnes d'une part, et de l'autre, par la portion de la ville qui est bâtie sur le mont Quirinal. Ce fut dans ce lieu qu'en 1807, je fus pris inopinément d'une fièvre tierce. J'en ai parlé dans mes Mémoires.

En supposant même que les trois individus dont j'ai rapporté la maladie, n'eussent pas en eux-mêmes la disposition et l'élément des fièvres intermittentes, ou des céphalalgies périodiques, j'aurais assez de motifs pour les considérer comme atteints spontanément des causes qui engendrent ces maladies. Au reste, rien n'est moins déterminé que le temps nécessaire à l'acre fébrile, pour rendre ses effets manifestes; mais c'est le oas de dire avec le professeur Baumes (1). « Vainement voudrait-on mettre sur le compte de la simple » transpiration, ce qui est le produit des » vapeurs insalubres que le corps a absor- « bées ». Après un grand exercice, les vaisseaux absorbans qui s'ouvrent à la surface du corps, pompent la matière de la transpiration saturée des miasmes atmosphériques avec lesquels elle a été en contact, et portent dans la circulation ce vénin destructeur qui agit plus ou moins

(1) W. Traité de l'air marécageux, Nîmes, 1789.

promptement dans l'économie animale. Ce délétère attaque les parties pourvues d'une sensibilité relativement plus grande; et le centre commun des sensations est lui-même fortement affecté. Ce n'est qu'en raisonnant ainsi que l'on explique la rapidité de ses effets, tandis que nous devrions avoir recours au vice, et à la dépravation des humeurs, pour rendre compte de la lenteur qu'il met quelquefois à manifester sa présence.

A l'appui de cette manière de penser, ne doit-on pas rapporter l'observation suivante, tirée de Wansviéten (1)? Deux moissonneurs, couchés sur du foin nouvellement coupé, et exposés au soleil à l'heure de midi, tête nue, s'y endormirent. Au bout de deux heures, ils avaient perdu l'usage de la raison, et périrent presque aussitôt dans un état d'asphixie. Wansviéten met leur mort sur le compte de la grande chaleur. Cela peut être vrai jusqu'à un certain point; mais je pense qu'il aurait restreint son opinion si de son temps la chimie eût enseigné que les matières végétales en se desséchant

(1) *Op. citato.*, t. 2, p. 531.

laissent dégager certains gaz qui sont de même nature que ceux qui entrent dans la composition des miasmes marécageux.

Je ne puis me rendre raison de ce que ces céphalalgies ont leur siége au côté gauche. Il y a pour cela un motif tiré, sans doute, de notre organisation physique ou de nos habitudes qu'il est difficile de reconnaître. De tous les auteurs que j'ai eu occasion de citer, il n'en est aucun qui les ait observées autrement. Mais il est une autre circonstance qui n'a pas moins frappé mon attention, et qui paraît avoir échappé à tous ceux qui ont traité de ces affections, excepté à Bursieri, savoir, que la douleur de tête régle son augment et son déclin, sur la marche du soleil (1). J'ai constamment observé qu'elle reparaît vers la huitième heure du matin, c'est-à-dire lorsque le soleil déjà éloigné de l'horizon donne plus de

(1) *Ad solis ortum plerumque incipit (dolor hemicranicus) vehementiùs desævit ad meridiem, sole verò declinante remittitur et desinit, idcircò morbus etiam solaris à quibusdam nuncupatur. Interdum vespertinis aut nocturnis horis suos circuitus obit, sed hoc quidem rariùs contigit.* Burserii Institut. medici. *T.* 5, p. 17. *Venet.*, 1791.

chaleur ; qu'elle va en augmentant jusqu'à midi, et qu'elle décline ensuite jusqu'à cinq heures du soir, temps auquel le soleil, étant moins chaud, ne trouble plus les fonctions du corps ; en sorte que, pendant la nuit, les malades n'éprouvent aucun mal. On ne peut s'empêcher de reconnaître ici le plus grand rapport entre la cause et l'effet ; ce qui jette un trait de lumière de plus sur le diagnostic de cette maladie. Ce rapport, quoique mystérieux pour nous, nous est néanmoins rendu sensible, et j'ajouterai que si la présence du soleil sur cet hémisphère n'influait pas sur les retours des céphalalgies, je devrais penser que toutes celles que j'ai observées à Rome, tiraient ce caractère distinctif de quelque particularité due à la constitution régnante ; ce qui ne serait pas contraire à l'étiologie que nous avons assignée à ces maladies, ou de quelqu'autre chose que je ne puis reconnaître ni prévoir. A coup sûr, le hasard n'a pu réunir plusieurs observations qui se ressemblent toutes par ce trait caractéristique.

Le type le plus ordinaire aux céphalalgies périodiques, est le quotidien. Rarement en ont-elles un autre. Cependant on lit dans Bursieri (1) le cas d'un religieux qui, pendant trois ans et sept mois, fut sujet à une céphalalgie hebdomadaire. Ce que l'on pourrait dire sur le type des fièvres intermittentes, serait admis pour rendre raison de la périodicité, et des différens types des céphalalgies, et tout le monde sait combien les premières sont variables.

Après avoir considéré la nature des céphalalgies périodiques dues à l'insolation, leurs causes, les rapports qu'elles ont avec les fièvres intermittentes, quelques traits qui leur sont propres, et leur type, il me reste à parler du traitement que j'ai employé pour les combattre.

Lorsque je confirmais par ma pratique les bons effets que le quinquina avait produits dans quelques cas de céphalalgies périodiques, je n'avais pas encore expérimenté le fébrifuge auquel je viens de consacrer un Mémoire, et je considérais l'écorce du Pérou comme un spécifique contre ces maladies. Il est vrai que toujours je lui avais associé l'opium, mais dans des quantités trop petites, pour que l'on pût se permettre d'attribuer à ce dernier, l'honneur

(1) *Loco citato.*

de la guérison. Je ne le considérais que comme aidant l'action tonique du quinquina, ou, ainsi qu'on le dit communément, comme calmant l'excitation nerveuse. Cette association a trouvé, de nos jours, quelques partisans zélés, et ce qui en a été dit infirme, en quelque sorte, ce que Morton, Wansviéten et Torti ont écrit pour recommander l'administration pure et simple du quinquina. La connaissance des vertus médicales que possèdent ces deux remèdes réunis, est le fruit de l'observation pratique, et annonce les progrès que fait la science. Nous ne craignons pas d'en promettre de plus grands si l'on emploie les bols fébrifuges contre les céphalalgies périodiques. Ces maladies, ne sont point avec complication de saburres bilieuses ; l'affection nerveuse y est montrée plus à découvert que dans les fièvres intermittentes, et nous y trouverions une preuve de plus en faveur de la théorie que nous avons publiée sur ces fièvres, si nous n'avions déjà démontré suffisamment qu'elles dépendent de la souffrance des nerfs.

FIN.

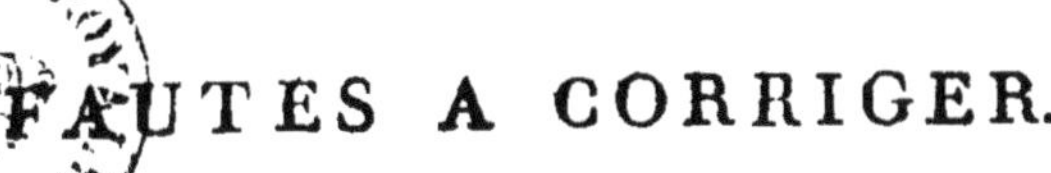

FAUTES A CORRIGER.

Premier Mémoire, sur un nouveau Fébrifuge.

Pages 6, *à la note* : parties *lisez* Parisiis.
13, *lig.* 17 : antrax, *lisez* anthrax.
23, — 8 : de l'hydrophobie, *lisez* de celui de l'hydrophobie.
26, — 8 : congénérés, *lisez* congénères.
55, — 2 : productrice des, *lis.* produisant les.
69, *à la note* : ebrium, *lisez* febrium.

Deuxième Mémoire, sur l'utilité des Sinapismes.

Pages 17, *lig.* 9 : de sinapismes, *lisez* des sinapismes.
21, — 6 : rubéfièrent, *lisez* rougirent.
24, — 1 : rubéfié, *lisez* rougi.
24, — 18 : }
33, — 19 : } émétisé : *lisez* évacué.
38, — 17 : }
39, — 4 : } sinapisés, *lisez* avec de la moutarde.
57, — 13 : ; elles forment, *lis.* qui forment.
71, — 2 : les habitudes, *lisez* ces habitudes.
79, — 25 : impressionnables, *lisez* émues.